Michael H. Wiegand und
Götz Kockott (Hrsg.)

Partnerschaft und Sexualität im höheren Lebensalter

SpringerWienNewYork

Priv.-Doz. Dr. Michael H. Wiegand
Univ.-Prof. Dr. Götz Kockott
Psychiatrische Klinik und Poliklinik der Technischen Universität München,
Bundesrepublik Deutschland

Satz: H. Meszarics • Satz & Layout • A-1200 Wien

Graphisches Konzept: Ecke Bonk
Gedruckt auf säurefreiem, chlorfrei gebleichtem Papier – TCF
SPIN: 10636308

Mit 9 Abbildungen

Die Deutsche Bibliothek – CIP-Einheitsaufnahme

Partnerschaft und Sexualität im höheren Lebensalter / Michael H. Wiegand und Götz Kockott (Hrsg.). – Wien ; New York : Springer, 1997
ISBN-13:978-3-211-83034-5 e-ISBN-13:978-3-7091-6873-8
DOI: 10.1007/978-3-7091-6873-8

ISBN-13:978-3-211-83034-5

Vorwort

Intakte Partnerschaft und befriedigende Sexualität sind wichtige Determinanten der Lebensqualität; das gilt auch für ältere Menschen. Entgegen einem weitverbreiteten Vorurteil kommen die Bedürfnisse nach Sexualität und Zärtlichkeit im höheren Lebensalter keineswegs zum „Erlöschen"; allerdings scheuen sich ältere Menschen häufig, Schwierigkeiten in diesen Lebensbereichen offen anzusprechen. Hier zeichnen sich Veränderungen ab: in zunehmendem Maße erwarten auch Menschen im höheren Lebensalter Rat und therapeutische Hilfe wegen partnerschaftlicher oder sexueller Probleme. Ärzte, Psychologen, Sozialarbeiter, Pflegekräfte und Angehörige anderer „helfender" Berufsgruppen sollten sich darauf einstellen.

Das vorliegende Buch beruht auf den Beiträgen zur Arbeitstagung „Partnerschaft und Sexualität im höheren Lebensalter", die am 24. November 1996 in München stattfand. Es handelte sich dabei um die sechste Tagung der Veranstaltungsreihe „Verhaltenstherapie im Alter". Diese Arbeitstagungen haben unter anderem das Ziel, neben spezifisch verhaltenstherapeutischen Ansätzen auch grundlegende Informationen zum jeweiligen Themenbereich zu vermitteln, und zwar nicht nur über Erkrankungen oder pathologische Verhaltensabweichungen. In den Beiträgen des vorliegenden Bandes werden somit die normalen altersbedingten Veränderungen im körperlichen, seelischen und sozialen Bereich ebenso thematisiert wie Abweichungen und krankhafte Störungen. Gerade beim vorliegenden Thema sind körperliche, seelische und soziale Aspekte so eng ineinander verwoben, daß sie sich kaum getrennt betrachten lassen. Wer mit alten Menschen therapeutisch arbeitet, braucht Hintergrundwissen aus all diesen Bereichen. Das vorliegende Buch soll einiges davon vermitteln.

An dieser Stelle sei erneut allen gedankt, die zum Gelingen der Tagung beigetragen haben. Besonderer Dank gilt der Firma Glenwood GmbH, Starnberg, ohne deren finanzielle Unterstützung das vorliegende Buch nicht in dieser Form hätte erscheinen können.

München, im Juli 1997

Michael H. Wiegand
Götz Kockott

Inhaltsverzeichnis

Die Sexualität der älteren Frau

Marianne Springer-Kremser und
Katharina Leithner

Der Anthropologe *Ashley Montague* kommt in seinem Buch „Social Problems of an ageing population" (1962) zu dem Schluß, daß das Alter nicht anhand eines Kalenders gemessen werden kann, sondern nur anhand des tatsächlichen „space of being" einer Person ohne Rücksicht auf das chronologische Alter.

Tatsächlich ergeben sich bei dem Versuch, das mittlere Lebensalter gegen das Alter abzugrenzen, eine Reihe von Schwierigkeiten.

Das Zusammenspiel von physiologischen Kriterien, wie z. B. die Menopause, und psychologischen Kriterien, wie das Nachlassen des Engagements in beruflichen Aktivitäten oder das Nachlassen von Ehrgeiz zugunsten eines Gefühls der persönlichen Zufriedenheit, und schließlich soziologische Kriterien, wie die Anpassung an die geänderten sozialen und ökonomischen Bedingungen des Ruhestandes, sind bei einem solchen Abgrenzungsversuch zu berücksichtigen.

Die folgenden Ausführungen verstehen sich auf Frauen in der Post-Menopause bezogen.

Frau Krammer-Hirsch konnte in ihrer Arbeit „Schichtspezifische Faktoren beim Altersabbau" nachweisen, daß jede Aktivität den Abbau verzögert – dabei scheint es sich um ein gesichertes Gesetz zu handeln. Auffallend ist, daß in dem grundlegenden Werk von *Sheldon* (1948) „The Social Medicine of old Age" Sexualität überhaupt nicht erwähnt wird (zit. nach *Felsenstein,* 1970). Die durchschnittliche Einstellung alten Menschen gegenüber ist von der Stereotype der Asexualität der älteren Jahre geprägt. Sexualität und Liebe wird vorwiegend mit Jugend assoziiert. Sexuelle Aktivität der älteren Menschen wird als peinlich erlebt oder der Lächerlichkeit preisgegeben – die ältere Frau, die sich einen jüngeren Liebhaber kauft, wie es Tennessee Williams in „Der römische Frühling der Mrs. Stone" darstellt, oder das bekannte Schlagwort vom „Dirty Old Man" illustrieren diese Behauptung. Das Vorurteil vom asexuellen Alter scheint vor allem an drei Punkte anzuknüpfen:

a) Die sexuelle Funktion sei gebunden an die reproduktive Funktion;
b) sexuelle Spannung und das Bedürfnis nach Befriedigung sind hoch in der Jugend und würden in Richtung mittleres Lebensalter immer mehr absinken;
c) Jugend sei korreliert mit körperlicher Gesundheit und die physiologischen Veränderungen des Alters werden als Krankheit angesehen.

Diesen drei Punkten wollen wir gegenüberstellen:

a) die Forschungsergebnisse zum Sexualverhalten im Alter;
b) die altersbedingten Änderungen der hormonalen Sexualsteuerung und deren Auswirkung auf die Genitalorgane;
c) psychosoziale Faktoren, die das Sexualverhalten ebenfalls beeinflussen.

1. Forschungsergebnisse bezüglich des Sexualverhaltens älterer Menschen

1931 wurde von *Dickinson* und *Bean* die wohl imposanteste Studie vor Kinsey veröffentlicht. Auf Aufforderung des National Committee on Maternal Health wurden 1000 Ehen über durchschnittlich 7 Jahre untersucht. Unter den genau untersuchten Frauen waren 11 Witwen im Alter von 60 bis 80 Jahren. Die Untersucher berichten, daß diese Frauen bei der gynäkologischen Untersuchung eine deutliche erotische Reaktion zeigten und einige sogar einen Orgasmus hatten. Von allen Frauen wurde über Masturbation berichtet, was für die Frauen selbst ein großes Problem darstellte. Sie wagten es kaum, sich selbst einzugestehen, sie sahen es als Schande an bei ihrem Alter. Manche von ihnen suchten einen Arzt auf, damit er ihnen „gegen sich selbst" helfen möge, zwei litten unter Pruritus genitalis. Allgemeine Schlußfolgerungen dieser beiden Autoren war, daß die Frau lebenslang sexuelle Wünsche hätte, zwar inkonsistent und flukturierend, aber die Manifestationen dieser Wünsche und die individuelle Fähigkeit der Frauen, sie zu befriedigen, hänge außerordentlich stark mit ihrem Sexualleben in der Jugend zusammen.

Kinsey untersuchte 126 Männer (87 Weiße und 39 Schwarze) und 56 Frauen über 60 Jahre. *Newman* und *Nicols* untersuchten 1960 250 Personen im Alter von 60 bis 90 Jahren. Jede dieser Personen wurde ungefähr 2 Tage oder 16 Stunden untersucht. Von diesen 250 Personen waren 149 noch verheiratet und lebten mit ihren Partnern. 54% von diesen 149 Personen gaben an, daß sie noch sexuell aktiv seien. Die Frequenz der sexuellen Beziehungen lag zwischen einmal im Monat bis zu dreimal wöchentlich. Außerdem waren nach dieser Untersuchung Männer aktiver als Frauen, Angehörige der Grundschicht waren aktiver als solche höherer sozialer Schichten. Die untersuchten Personen wurden gebeten, die Intensität ihrer sexuellen Bedürfnisse in der Jugend mit ihren jetzigen sexuellen Bedürfnissen zu vergleichen. Ohne Ausnahme neigten die Personen, die ihre sexuellen Bedürfnisse in der Jugend als stark angaben dazu, die jetzigen sexuellen Bedürfnisse als gemäßigt anzugeben, während die Personen, die die sexuellen Bedürfnisse der Jugend als sehr gering beschrieben, auch ihre jetzigen sexuellen Bedürfnisse als kaum vorhanden einschätzten.

In einer Untersuchung der Brandeis-University (*Rubin,* 1965) wurden Studenten zwischen 17 und 23 Jahren zu ihrer Einstellung bezüglich der Sexualität älterer Leute befragt. Fast alle diese Studenten waren der Meinung, daß Sexualität für die meisten alten Menschen zu vernachlässigen, unwichtig oder einfach vorüber sei.

Man muß aber dabei bedenken, daß bei den meisten jungen Menschen die Sexualität zwischen älteren schon aus dem Grund tabuisiert sein könnte, weil Assoziationen an die Phantasien bezüglich des Geschlechtsverkehrs der eigenen Eltern damit verknüpft sind. Eigene Erfahrungen aus Therapien mit Jugendlichen (wir verwenden dabei die soziologische Definition des Jugendalters zwischen 14. und 25. Lebensjahr) haben gezeigt, daß es den meisten Jugendlichen schwerfällt, über ihre Vorstellungen zur Sexualität der Eltern oder deren Einstellung zu sprechen, oder daß ihnen „absolut nichts dazu einfällt".

2. Die altersbedingten Änderungen der hormonalen Sexualsteuerung und deren Auswirkungen auf die Geschlechtsorgane und die sexuelle Reaktion

Wir halten uns an die Forschungsergebnisse von *Masters* und *Johnson* (1966). Hier sei vor allem auf physiologische Unterschiede zu den bei jüngeren Frauen gefundenen Reaktionen hingewiesen.

Zur Zeit der Menopause verzehnfacht sich die Gonadotropinausscheidung im Harn, und ca. 17 Jahre nach dem Sistieren der Menses kommt es wieder zu einem Abfall. Im Zusammenhang mit der extragenitalen Reizbeantwortung ist zu beachten, daß viele Frauen, die sich nach der Menopause befinden, in den ersten Stunden nach dem Koitus ein Nachträufeln beim Harnlassen angeben, besonders nach einem lange anhaltenden Geschlechtsverkehr. Diese klinischen Beschwerden werden durch die mechanische Reizung der Urethra und der Harnblase durch die stoßenden Bewegungen des Penis hervorgerufen. Nach der Menopause wird die Vaginalhaut sehr dünn und atrophisch.

Die Rugae vaginalis, die vor der Menopause bei hormonell ausreichend stimulierter Vagina gut entwickelt sind, verschwinden, und die Wände des Vaginalrohres werden dünner. Aus diesem Grunde kann die Vagina Urethra und Harnblase nicht mehr vor der mechanischen Reizung beim

Koitus ausreichend schützen, und es tritt mit einiger Regelmäßigkeit eine Irritation der Urethra und der Harnblase auf. Diese Irritation ist noch häufiger, wenn die Ausbildung der vaginalen Gleitfähigkeit ungenügend ist.

Der auffälligste Unterschied besteht zwischen der hormonstimulierten Vagina einer 30jährigen Frau und einer Frau aus der Altersgruppe 61 bis 70 Jahre, bei welcher physiologischerweise ein Hormonmangel besteht. Anstatt dick, gut gerunzelt und rötlich purpurfarben sind die Wände der senilen Vagina papierdünn und zeigen einen Farbwechsel nach blaßrosa. Die sehr dünnen Wände der senilen Vagina imponieren als durchsichtig. Zusätzlich zu der altersbedingten Verdünnung der Vaginalhaut tritt auch eine Verringerung der Länge wie der Breite d. h. transcervicalen Tiefe der Vagina auf (Frau vor der Menopause: Länge 7–8 cm, Breite etwa 2 cm; Frau über 60 Jahre: Länge 4,5–6 cm, Breite 1,0–1,5 cm). Die Vagina variiert außerdem ihre Ausdehnungsfähigkeit, und die unwillkürliche neuromuskuläre Reaktion auf sexuelle Erregung ist durch die hormonellen Veränderungen ebenfalls beeinflußt. Die vaginale Gleitfähigkeit ist bei jüngeren Frauen innerhalb von 10 bis 30 Sekunden nach Beginn einer wirksamen sexuellen Stimulation in der ganzen Vagina gut ausgebildet. Bei Frauen, die über 60 Jahre alt sind, ist dieses Einsetzen einer feststellbaren Produktion um ca. 1 bis 3 Minuten verzögert, auch wenn subjektiv echte Lustempfindung angegeben wird.

Die charakteristische physiologische Reaktion beim Orgasmus ist die Kontraktion der orgastischen Manschette. Diese Kontraktionen treten bei älteren Frauen in gleicher Weise wie bei jüngeren Frauen auf. Die Kontraktionen der orgastischen Manschette wiederholen sich nach der Menopause 3- bis 5mal. Bei jüngeren Frauen wiederholen sich dagegen die Kontraktionen normalerweise 5- bis 10mal.

Zusammenfassend kann gesagt werden, daß eine deutliche sexuelle Kapazität nicht auf die präklimakterischen Jahre der Frau beschränkt ist. Die senile Involution der Geschlechtsorgane ist bedingt durch den Sexualhormonmangel nach der Menopause. Die alternde Frau ist, unabhängig von der Involution der Geschlechtsorgane, vollkommen imstande, den Orgasmus zu erreichen, besonders bei effektiver sexueller Stimulierung. Hormonmangel bedingt primär die Reduzierung der Geschwindigkeit und Intensität der physiologischen Reaktion. Die spezifischen Zeichen des physiologischen Versiegens der Ovarialfunktion nach der Menopause können leicht durch eine adäquate Substitutionstherapie – Hormon Replacement Therapy (HRT) – korrigiert werden. Dabei dürfte die Wiederkehr der körperlichen sexuellen Leistungsfähigkeit eher indirekt durch die Aufhebung der körperlichen Hindernisse einer senilen Vagina, als durch die primäre Wirkung einer direkten hormonellen Stimulierung im Hinblick auf die verzögerte sexuelle Erregung bedingt sein.

Abgesehen von diesen physiologischen altersbedingten Änderungen der sexuellen Reaktion, gibt es bestimmte organische Erkrankungen, die ab etwa dem 50. Lebensjahr gehäuft auftreten und mit sexuellen Funktionsstörungen im Zusammenhang stehen.

Kurzer Exkurs über Patientinnen der Psychosomatischen Frauenambulanz

Von den 287 Patientinnen, die in einem bestimmten Zeitraum an die psychosomatische Frauenambulanz als Liaison-Einrichtung der Univ.-Klinik für Tiefenpsychologie und Psychotherapie zugewiesen wurden, waren 16 Patientinnen, das sind 5,5%, über 60 Jahre alt. Davon wiederum wurden 8 Patientinnen wegen affektiver Probleme im Rahmen einer Genitalkarzinom-Erkrankung zugewiesen; dementsprechend lauteten die Zuweisungsdiagnosen: reaktive Depression, dysphorische Verstimmungszustände. Von den verbliebenen 8 Patientinnen wurde nur eine mit der Diagnose „sexuelle Probleme" überwiesen, bei den übrigen 7 Patientinnen lauteten die Diagnosen: Vulvodynie (dreimal), Inkontinenz und Chronic Pelvic Pain (je zweimal).

Bei diesen Diagnosen erfolgt die Zuweisung in die psychosomatische Frauenambulanz in der Regel dann, wenn kein organisches Substrat gefunden werden konnte, welches die Intensität der Beschwerden rechtfertigt, oder die Beschwerden sich den organmedizinischen Behandlungsversuchen gegenüber als resistent erwiesen. Bei der Vulvodynie bedeutet dies zwar z. B., daß Indikationen für das Vorliegen einer chronischen Infektion vorhanden waren, die kleinen vestibulären Drüsen aber nicht betroffen und somit keine Verbindung gefunden werden konnte zwischen der schmerzhaften Läsion, der Lokalisation der kleinen Bartholinischen Drüsen und dem infektiösen Infiltrat. *Van Lankfeld* et al. (1995) fanden bei der Suche nach sexologischen oder psychologischen Bedingungen dieser Patientinnen lediglich eine Tendenz zur Somatisierung dahingehend, daß möglicherweise körperliche Schmerzen als Regulationsmechanismen für psychologischen Streß eingesetzt werden. Sie fanden auch einen diskreten Hinweis darauf, daß diese Patientinnen rigidere Grenzen zwischen sich und anderen ziehen, was möglicherweise auch mit großer Vereinsamung von Frauen, die in symbiotischen Bindungen verhaftet waren, zusammenhängen kann.

Bei allen 7 erwähnten Patientinnen waren sexuelle Probleme maskiert hinter den als körperliche Schmerzen oder Dysfunktionen erlebten Beschwerden. Dies soll an einem Fallbeispiel aus der Ambulanz gezeigt werden.

Das diagnostische Erstgespräch in der psychosomatischen Frauenambulanz beinhaltet neben dem Erheben der Krankengeschichte eine biographische Anamnese, die subjektive Krankheitstheorie oder Laienätiologie der Patientin eine psychotherapeutische Strukturdiagnose durch

Einschätzung der wichtigsten Ich-Funktionen wie Urteilsfähigkeit, Wirklichkeitssinn, Abwehr, Art und Qualität der Beziehungen zu wichtigen anderen, Umgang mit Trieben, Affekten und Impulsen etc. und immer auch Fragen nach dem individuellen Umgang der Patientinnen mit Sexualität. In der Regel wird auf diese Frage mit Verblüffung reagiert; selten mit Abwehr (*Springer-Kremser* et al., 1991). Eine über 70jährige Patientin konnte nach wenigen Sitzungen einen Zusammenhang zwischen dem Auftreten ihrer Schmerzen im Unterbauch mit den Wünschen ihres derzeitigen Freundes nach Geschlechtsverkehr sehen: die Patientin hatte diesen Freund bald nach dem Tod ihres Mannes kennengelernt; der Freund leidet an einer chronischen Erkrankung, und Geschlechtsverkehr ist für ihn möglich und auch lustvoll, und die Patientin hat erkannt, daß sein Geschlechtsverkehr mit ihr eine wichtige Funktion hatte für seine Vorstellungen von Vitalität. Sie wollte ihn nicht verlieren und ihm diesen „Gefallen" tun (in ihren Worten). Andererseits war sie immer noch in Trauer um ihren verstorbenen Mann, mit dem sie sich sehr verbunden gefühlt hatte, und in Schuld- und Schamgefühle verstrickt. Sie hatte einerseits sexuelle Bedürfnisse, andererseits Angst, das Andenken an ihren Mann durch die Erfüllung dieser ihrer sexuellen Wünsche zu „beschmutzen" (auch die Worte der Patientin). Mit diesem Konflikt konnte sie nur über den Weg der Somatisierung umgehen.

Anhand dieser kurzen Fallvignette wird deutlich, welche wichtige Rolle Schamgefühle bei der Sexualität älterer Menschen spielen.

Scham hat eine wichtige adaptive Funktion: Scham deckt eine Schwäche zu. Die altersbedingten körperlichen Veränderungen werden als Schwäche gesehen. Scham hat auch einen bipolaren Charakter: man schämt sich vor jemandem und man schämt sich für etwas. Beiden Polen ist gemeinsam, sich vor einer unerwarteten Bloßstellung bedroht zu fühlen, wobei diese Bloßstellung von Erniedrigung und Zurückweisung gefolgt ist. Scham clustert also um Schwäche, „Defektsein" und „Schmutzigsein". Inkontinenzprobleme, die mit dem Alter zunehmen, können hier eine Rolle spielen. Man schämt sich für Alter, Vorstellungen von Häßlichkeit, aber auch für die Zugehörigkeit zu einer bestimmten sozialen Gruppe, für Armut usw. Scham ist auch ein Synonym für das weibliche Genitale.

Im medizinischen System wird der Schamhaftigkeit älterer Menschen kaum Rechnung getragen: Möglichkeiten für Intimität, Intimität bei Untersuchung und Behandlung sind in der Regel nicht gewährleistet. Hier geht es auch oft um Fragen des Tempos, der Art der Motorik älterer Menschen: es wird erwartet, daß sie sich genauso schnell und geschickt aus- und anziehen können wie jüngere etc.

Allein die Anerkennung der sexuellen Bedürfnisse älterer Frauen hilft diesen, ihre Schamangst abzubauen.

Erkrankungen und deren Behandlungen, wie sie im Alter vermehrt auftreten, beeinflussen die sexuelle Erregbarkeit und die Möglichkeiten der Befriedigung. Hier sind auch Medikamente zu nennen wie z. B. Sedativa, Hypnotika – vor allem Barbiturate –, Tranquilizer, die wegen der Schlafstörungen von älteren Menschen oft regelmäßig über längere Zeit genommen werden, auch Antidepressiva und Neuroleptika. Verschiedene Hochdruckmittel – vor allem solche auf sympathikolytischer Basis – wirken dämpfend auf die Libido.

3. Psychosoziale Faktoren, die das Sexualverhalten im Alter beeinflussen

Sowohl für die Frau als auch für den Mann trifft zu, daß die sexuelle Aktivität im Alter in hohem Maße unmittelbar mit dem sexuellen Verhalten in jüngeren Jahren bzw. vor der Menopause zusammenhängt. Sexuelle Betätigung in späteren Jahren wird vor allem von Individuen abgelehnt, welche früher unter Störungen der Erregbarkeit oder Anorgasmie gelitten haben oder Sexualität generell ablehnten.

Es scheint uns also in der Folge wichtig, Sexualität eingebettet in die psychosoziale Situation der Frau und ihre persönliche Biographie zu sehen. Die verglichen zu den Männern in unserer Kultur höheren Lebenserwartung der Frauen bringt es mit sich, daß mehr Frauen höheren Alters ohne Partner leben als Männer. Somit ist vielen älteren Frauen nicht nur die Befriedigung ihrer sexuellen Bedürfnisse, sondern auch die der Bedürfnisse nach Nähe, Intimität und Zärtlichkeit kaum möglich.

Wenn eine Frau in die Menopause kommt, so hat sie bis dahin eine Fülle von individuellen Erfahrungen mit Sexualität gewonnen und auch in der Regel ihren Stil, mit Sexualität umzugehen, gefunden. Die Sittengeschichte zeigt, daß es unterschiedliche Stile gibt, mit Sexualität umzugehen: ob jemand das Zölibat wählt, den Weg in die Prostitution gefunden hat, eine homosexuelle Objektwahl trifft, mit Beziehungen experimentieren zu müssen glaubt oder eine monogame Ehe führt, alles dies sind Möglichkeiten, mit Sexualität umzugehen. Welche Möglichkeit auch immer gewählt wurde – wobei es sich hier nicht oder kaum um eine freie Wahl handelt, sondern zweifellos ist diese Wahl überdeterminiert –, der Umgang mit Sexualität stellt einen Kompromiß dar: einen Kompromiß zwischen der persönlichen Lebenslerngeschichte einerseits und dem soziokulturellen Umfeld andererseits. Untrennbar verbunden mit dem Umgang mit Sexualität ist auch der Umgang mit der Reproduktionsfähigkeit, der Fruchtbarkeit: in welcher Art und Weise diese Potenz genützt wurde, ob Schwangerschaften glücklos ausgegangen sind, ob sie abgebrochen oder wiederholt abgebrochen wurden, ob eine Frau die von ihr gewünschte Anzahl Kinder geboren hat. Die Generation von Frauen, die gegen Ende des Jahrhunderts in die Jahre nach der Menopause kommt, ist auch die

Generation, welcher mit den oralen Kontrazeptiva und der Intrauterinspirale auch effektive Methoden der Kontrazeption – über deren Qualität man immer noch streiten kann – zur Verfügung standen. Es handelt sich also um eine Generation von Frauen, denen es möglich war, eine gewisse Kontrolle über ihre Körperfunktionen auszuüben.

Schlußbemerkungen

Um der Verleugnung sexueller Bedürfnisse älterer Leute entgegenzuarbeiten, scheint folgendes wesentlich zu sein:

- die Koppelung von Sexualität und Reproduktion nicht als gegeben hinzunehmen;
- andere sexuelle Aktivitäten als den Koitus als Befriedigungsmöglichkeit sich und dem Partner zu „gestatten" – z. B mutuelle Masturbation;
- für viele alleinstehende ältere Menschen – vor allem solche, die in Heimen leben – stellt die Masturbation die einzige Möglichkeit dar, ihre sexuellen Wünsche zu befriedigen. Verständnis des Pflegepersonals, um den älteren Menschen eine menschenwürdige Befriedigung dieser Bedürfnisse zu ermöglichen, ist dringend erforderlich.

Als Zusammenfassung der Ausführungen zur Sexualität älterer Frauen/Menschen kann die Vorschreibung gelten, die Franz Schubert für das Tempo des zweiten Satzes seines Quartettes in D-Moll gab: „Andante, con variazioni".

Literatur

Dickinson RL, Beam LE (1931) A Thousand Marriages. Williams & Wilkins, Baltimore

Felsenstein I (1973) Sex in Later Life. Penguin Book, Hermondsworth

Kinsey AC, Pomeroy WB, Martin CE (1948) Sexual Behaviour in the Human Male. Sounders, Philadelphia

Lankfeld J, Weijenborg P, Ter Kuile M (1995) Sexological and Psychological Conditions of Women with Focal Vulvitis. In: Bitzer J, Stauber M (eds) Psychosomatic Obstetrics and Gynaecology. Monduzzi, Bologna

Krammer-Hirsch (1974) Schichtspezifische Faktoren beim Altersabbau. Ergebnisse einer empirischen Untersuchung i. A. des Ludwig-Boltzmann-Instituts für Altersforschung Wien

Masters WH (1960) Sexual Response Cycle of the Human Femal I. Cross Anatomic Considerations. Western Journal of Surgery, Obstetrics and Gynaecology 68

Montague A (1962) Humanization of Men. The Social Problems of an Ageing Population. World, New York

Newman G, Nicols CR (1960) Sexual Acitivities and Attituteds in Older Persons. J Amer Med Ass 173: 33–35

Rubin I (1965) Sexual Life after Sixty. Signet Book (Basic Books), New York

Springer-Kremser M, Ringler M, Eder A (1991) Patient Frau. Springer, Wien New York

Williams T (1952) Der römische Frühling der Mrs. Stone. Signet-Books, New York

Die Sexualität des älteren Mannes

Götz Kockott

Die Sexualität hat keine Altersgrenze; auch ältere Menschen sind sexuell aktiv: 82% der Männer und 64% der Frauen einer Gruppe von 202 gesunden Personen mit einem Durchschnittsalter von 86 Jahren hatten zärtliche Kontakte, 63% der Männer und 30% der Frauen Geschlechtsverkehr (*Bretschneider* und *McCoy*, 1988). Die Sexualität wird im höheren Lebensalter häufig als Ausdruck partnerschaftlicher Zuneigung und als Befriedigung des Bedürfnisses nach Nähe und Zärtlichkeit erlebt und es ändern sich das Sexualverhalten, die physiologischen Reaktionen auf sexuelle Stimulierung und die Einstellung zur Sexualität.

Sexuelle Aktivität

Die Untersuchungen von *Kinsey* (1948) ergaben einen Durchschnittswert für die sexuelle Gesamttriebbefriedigung älterer Männer (Häufigkeit von Ejakulationen durch jede Form sexueller Betätigung) von 1,8/Woche mit 50 Jahren, 1,2/Woche mit 60 Jahren und 0,7/Woche mit 70 Jahren. Im Vergleich zu anderen Autoren sind die Daten von Kinsey relativ hoch. Alle Untersuchungen zeigen aber, daß die sexuelle Aktivität im höheren Lebensalter abnimmt, allerdings langsam und deutlich erst nach dem 60. Lebensjahr. Eine Reihe von Faktoren nehmen auf die sexuelle Aktivität im Alter Einfluß. Im Vordergrund stehen der körperliche und psychische Gesundheitszustand, das Alter des Partners, die eigene frühere sexuelle Aktivität und der Familienstand. Im Jahre 1960 befragten Newman und Nichols 250 Frauen und Männer im Alter zwischen 60 und 93 Jahren. Knapp die Hälfte dieser Gruppe (101 Personen) waren alleinstehend, geschieden oder – vorwiegend – verwitwet. Von diesen Personen gaben noch 7% sexuelle Kontakte an. Die übrigen Personen (149) lebten mit einem Partner fest zusammen. Von ihnen waren noch über die Hälfte (54%) einmal monatlich bis zu dreimal wöchentlich sexuell aktiv. Nach den Daten dieser Untersuchung ließ die Häufigkeit sexueller Kontakte erst deutlich nach dem 75. Lebensjahr nach. Daraus läßt sich schlußfolgern:

wenn Möglichkeiten zu sexuellen Kontakten bestehen, werden sie auch im Alter wahrgenommen. Es ist jedoch selten, daß noch sexuelle Kontakte aufgenommen werden, wenn keine feste Partnerschaft besteht.

1981 untersuchte Martin 181 gesunde Männer im Alter zwischen 60 und 79 Jahren, die in festen Partnerschaften lebten. Er ließ sie ihre durchschnittliche Häufigkeit sexueller Kontakte für zwei Altersbereiche (20.–39. und 40.–59. Lebensjahr) einschätzen und verglich diese Durchschnittswerte mit der jetzigen Frequenz. Männer mit geringer sexueller Aktivität in ihren früheren Lebensjahren waren auch weiterhin die sexuell am wenigsten Aktiven. Außerdem sank bei ihnen die Häufigkeit sexueller Aktivitäten sehr viel stärker ab. Die während früherer Lebensabschnitte sexuell aktivsten Männer blieben auch im höheren Lebensalter die Aktivsten. Einige Männer berichteten über leichte Erektionsstörungen, die jedoch in der Regel von ihnen selbst und ihren Partnerinnen als übliche Altersveränderungen akzeptiert wurden.

Veränderungen in der Sexualphysiologie

Wesentliche Erkenntnisse zu diesem Thema haben Masters und Johnson (1970) mit ihren Untersuchungen geliefert. Im Vergleich zu Männern vor dem 50. Lebensjahr tritt beim älteren Mann die Gliedsteife während der Erregungsphase erst nach längerer Stimulierung auf. Sie ist dann meist von geringerer Stärke. Diese abgeschwächten Erektionen sind in der Plateauphase länger zu halten. Der Prozeß des Samenausstoßes wird besser kontrollierbar. Der größte Unterschied besteht hinsichtlich der Orgasmusphase. Die zwei Stufen dieses Geschehens, die der jüngere Mann deutlich differenzieren kann, sind im höheren Lebensalter kaum mehr voneinander zu trennen. Die erste Stufe (er spürt die Ejakulation kommen) ist entweder sehr kurz oder sehr stark verlängert, die Ejakulation an sich (2. Stufe) ist weniger vehement, die Ejakulatmenge nimmt ab. Das Orgasmuserleben ist davon allerdings nur wenig beeinflußt. In der Rückbildungsphase klingt die Gliedsteife viel rascher ab als in jüngeren Jahren, und die Refraktärzeit (bis eine neue Erektion möglich ist) ist wesentlich länger. Die deutlichste Veränderung in der Sexualphysiologie des Mannes im höheren Lebensalter ist das nachlassende Bedürfnis, einen Samenerguß zu erreichen. Die sexualphysiologischen Veränderungen bei der Frau im höheren Lebensalter verlaufen weitgehend parallel.

Einstellung zur Sexualität

Hierzu hat Schneider (1980) mit Fragebögen 285 Personen befragt, die älter als 45 Jahre waren. Er unterteilte seine Untersuchungspersonen in eine jüngere (45–64 Jahre) und eine ältere Gruppe (über 64 Jahre). Für die Gruppe der Jüngeren hatte der Geschlechtsverkehr die höchste Bedeutung für das Erleben von Sexualität, gefolgt – in weitem Abstand – von den Dimensionen Zärtlichkeit und Zufriedenheit, also von Dimensionen, die liebevolle Zuneigung zueinander ausdrücken. Bei der älteren Gruppe dagegen stand die Dimension Zärtlichkeit an erster Stelle der Bedeutung für das Erleben von Sexualität, gefolgt von der Dimension Zufriedenheit. Erst an dritter Stelle folgte der Geschlechtsverkehr. Der Koitus hat demnach im höheren Lebensalter für das sexuelle Erleben bei weitem nicht mehr den zentralen Stellenwert wie in jüngeren Jahren, während die Bereiche Zärtlichkeit und allgemeine Zufriedenheit sehr viel wichtiger geworden sind. Die Qualität des Partnerschaftsverhältnisses, also die Liebe zueinander, hat somit im höheren Lebensalter für den sexuellen Bereich eine deutlich größere Bedeutung.

Störungen sexueller Funktionen

Die sexuellen Funktionen des älteren Mannes sind störanfälliger als die Funktionsfähigkeit der älteren Frau. Im jüngeren Lebensalter überwiegt beim Manne die Psychogenese sexueller Störungen, im höheren Lebensalter werden somatisch-pathologische Befunde immer häufiger.

Körperliche Ursachen

Am häufigsten führen vasculäre Störungen im Rahmen eines Diabetes mellitus oder einer Hypertonie zu sexuellen Schwierigkeiten. Weiterhin ist an Nebeneffekte von Pharmaka zu denken. Dabei ist es oft schwer auseinanderzuhalten, ob es tatsächlich die Pharmaka sind, die die Störung verursachen, die Erkrankung, deretwegen die pharmakologische Behandlung notwendig ist, oder ob andere Faktoren, die mit der Persönlichkeit des Patienten zu tun haben, für diese Störung verantwortlich sind. Das ist am Beispiel der Hypertonie zu demonstrieren: in einer Untersuchung von *Bulpitt* et al. (1976) litten 17% der unbehandelten Hypertoniker an Erektionsstörungen (gegenüber maximal 10% in der Gesamtbevölkerung) und 25% der behandelten Hypertoniker. Wegen der häufigen Multimorbidität im höheren Lebensalter ist auch das Einwirken ungünstiger Medikationskombinationen auf die Sexualität möglich.

Die enge Verzahnung körperlicher und psychischer Faktoren im Ursachenbündel von sexuellen Störungen läßt sich gut am Beispiel des gefürchteten „Liebestodes“ darstellen. In einem Zeitraum von knapp 5 Jahren beobachtete *Ueno* (1963), daß nur bei 0,6% aller unerwarteten Todesfälle die Ursache ein plötzlicher Herztod wegen sexuellen Kontaktes war.

Der sogenannte Liebestod ist also ein sehr seltenes Ereignis, auch wenn man sicher mit einer hohen Dunkelziffer rechnen muß. Der psychische Einfluß ist dabei von erheblicher Bedeutung: es handelte sich in der Regel um Männer, die in ungewohnter Umgebung (Hotel) mit deutlich jüngeren Frauen nach ausgiebigem Essen und Trinken außereheliche sexuelle Kontakte aufgenommen hatten.

Psychische Ursachen

Auch im höheren Lebensalter können sexuelle Störungen ausschließlich psychisch bedingt sein. Ich nenne einige Beispiele.

Die eingangs erwähnten üblichen Veränderungen im Sexualverhalten, vor allem auch in den physiologischen Reaktionen auf sexuelle Stimulierung, sind älteren Männern oft nicht bekannt. Sie werden leicht als krankhafte Veränderungen bewertet, eine Fehlbeurteilung, die ausgeprägtere Störungen verursachen kann.

Im höheren Lebensalter verändert sich in der Regel die berufliche Situation. War z. B. die berufliche Tätigkeit, vor allem der berufliche Erfolg, die Hauptquelle für die Selbstbestätigung eines Mannes, dann kann ihm die Pensionierung erhebliche Schwierigkeiten bereiten. Daraus resultierende depressive Verstimmungen wirken sich meist auch im sexuellen Bereich aus. Eine Pensionierung verändert sehr häufig auch die Partnersituation: der Mann ist ständig zu Haus. Das kann die Basis für eine neue Gemeinsamkeit sein, kann aber auch zu Spannungen führen, zu Partnerproblemen mit entsprechender Auswirkung auf die Sexualität.

Ein weiteres Beispiel sind herzkranke ältere Männer, insbesondere Patienten nach einem Herzinfarkt. Sie sind oft stark verunsichert, ob und wann sie sexuelle Kontakte wieder aufnehmen können, weil sie befürchten, die körperlichen Anstrengungen könnten zu erneuten Herzattacken führen. Die bei jedem Sexualakt physiologischerweise auftretenden Herzpalpitationen werden leicht als erstes Anzeichen einer körperlich nicht verträglichen Beanspruchung interpretiert. Dabei ist bekannt, daß die Herzkreislaufbelastung bei sexuellen Kontakten in etwa der beim Treppensteigen über nur 1–2 Stockwerke entspricht (*Hellerstein* und *Friedman*, 1970).

In der Behandlung sexueller Probleme des älteren Mannes spielt entsprechend dem Dargestellten häufig ausführliche Sexualberatung eine ganz entscheidende Rolle. Sie sollte dem Patienten das im Alter veränderte Sexualverhalten und die veränderten physiologischen Reaktionen auf sexuelle Stimulierung verdeutlichen und den Einfluß der altersbedingten Lebenssituation auf das Erleben seiner Sexualität verständlich machen. In der Therapie ausgeprägterer Störungen wird häufig eine Kombination körperlicher und psychologischer Behandlungsverfahren notwendig sein.

Literatur

Bretschneider JG, McCoy NL (1988) Sexual interest and behavior in healthy 80- to 102-years-olds. Arch Sex Behav 17: 109–129

Bulpitt CJ, Dollery CT, Carne S (1976) Change in symptoms of hypertensive patients after referral to hospital clinic. Brit Heart J 38: 121–128

Hellerstein H, Friedman EJ (1970) Sexual activity and the postcoronary patient. Arch Intern Med 125: 987

Kinsey AC, Pomeroy WB, Martin CE (1948) Das sexuelle Verhalten des Mannes. S. Fischer, Frankfurt

Martin CE (1981) Factors affecting sexual functioning in 60–79 years old married males. Arch Sex Behav 10: 399–420

Masters WH, Johnson VE (1967) Die sexuelle Reaktion. Akademische Verlagsgesellschaft, Frankfurt

Newman G, Nichols, CR (1960) Sexual activities and attitudes in older persons. J Amer Med Ass 173: 33–35

Schneider HD (1980) Sexualverhalten in der zweiten Lebenshälfte. Kohlhammer, Stuttgart

Ueno M (1963) The so-called coition death. Jap J Legal Med 17: 330

Partnerschaften älterer Menschen

Kirsten von Sydow

1. Die Bedeutung von Liebesbeziehungen im mittleren und höheren Alter

Frauen haben eine durchschnittlich 6–7 Jahre höhere Lebenserwartung als Männer; sie beträgt bei Frauen derzeit 79 Jahre, bei Männern ca. 73 Jahre. Das führt dazu, daß in der Gruppe der über 60jährigen Frauen überproportional vertreten sind. Demographen sprechen hier vom „Frauenüberschuß", doch aus weiblicher Perspektive handelt es sich eher um einen „Männermangel". Die Lage verschärft sich noch dadurch, daß Frauen meist einen etwas älteren (Ehe-)Partner wählen bzw. Männer eine etwas jüngere Partnerin: Das führt dazu, daß 75% der über 65jährigen Männer verheiratet sind, während knapp drei Viertel der gleichaltrigen Frauen nicht (mehr) verheiratet sind. D. h. für ältere Männer ist die häufigste Lebensform die Ehe, für über 65jährige Frauen dagegen ist Alleineleben die häufigste Lebensform (Stat. Bundesamt, 1995; *Sydow*, 1994).

Daß Liebe und Partnerschaft für Menschen jeden Alters von zentraler Bedeutung sind, davon legt die Kunst – Literatur, Malerei usw. – beredtes Zeugnis ab. Insofern stellt sich die bisher kaum erforschte Frage, welche Partnerschaftswünsche alleinstehende ältere Frauen haben. 45% der alleinstehenden älteren Frauen wünschen sich eine rein kameradschaftliche Freundschaft zu einem Mann (gemeinsame Unternehmungen), die andere Hälfte auch eine erotisch-sexuelle Beziehung – jedoch keine Ehe (mehr) und meist auch kein Zusammenleben, sondern eine erotische Beziehung in der ein gewisser Abstand erhalten bleibt (*Sydow*, 1994):

> Eine 74jährige: „Ich hätte gern einen Freund, aber nur zum Spazierngehen, in Urlaub fahren und so. Also ich möchte bei keinem anderen wohnen, möchte auch niemand bei mir wohnen haben." („Und heiraten?") „Nein, *das* sowieso nicht, nein. – Sagen wir mal, so wie Adele und Jakob [= Fernsehfilm], so ähnlich ‚lacht'. ... Ich ließ mich mal ganz gern in den Arm nehmen und drücken" (zit. nach *Sydow*, 1994, S. 93).

Tabelle 1. Partnersituation Über-50jähriger

PartnerIn vorhanden	Männer	Frauen
50–59 Jahre	83 %	77–96 %
60–69 Jahre	78–86 %	39–60 %
70–79 Jahre	62–79 %	18–46 %
80+ Jahre	55 %	8–10 %
Insgesamt	52 %	19–44 %

Quelle: *Brähler* und *Unger,* 1994; Statistisches Bundesamt, 1991; *Sydow,* 1995a

2. Verschiedene Formen der Partnerschaft

Vorliegende Forschungsarbeiten zum Thema „Partnerschaften älterer Menschen" beschäftigen sich fast ausschließlich mit Ehepaaren und in sexueller Hinsicht überwiegend nur mit der koitalen Aktivität (*Sydow,* 1992 b, 1994). Tatsächlich sind unter älteren Menschen, ähnlich wie auch unter Jüngeren, eine Vielzahl unterschiedlicher Beziehungsformen anzutreffen, wobei die wissenschaftlichen Angaben zu nichtehelichen Beziehungsformen unvollständig und zum Teil diskrepant sind. In Tabelle 1 werden vorhandene Daten zur Partnerschaftssituation in Deutschland zusammengefaßt, die sich auf Ehen und nichteheliche Beziehungen beziehen. Vereinzelt erforscht wurden auch die Gründe für oder gegen eine Eheschließung (s. Tabelle 2 u. 3).

Tabelle 2. Warum ältere Paare nicht heiraten

Gründe dagegen	Frauen	Männer
Keine Ehe gewünscht	46 %	44 %
PartnerIn ist anderweitig verheiratet	43 %	16 %
Beide möchten ihre eigene Wohnung behalten	19 %	20%
Vermeidung wechselseitiger finanzieller Abhängigkeit	10%	23%
Verlust finanzieller Vorteile	13 %	14 %
PartnerIn möchte, ProbandIn nicht	8 %	14 %
Kinder (eigene/von PartnerIn) dagegen	4 %	3 %
Ich möchte, aber PartnerIn nicht	4 %	2 %
Wunsch nach Unabhängigkeit	häufig!	?
Angst vor etwaiger Verpflichtung zu Krankenpflege	häufig!	?
Desinteresse an vermehrter Hausarbeit	häufig!	?
Enge Bindung an verstorbene/n PartnerIn	häufig!	?
Heirat geplant	19 %	30 %

Quelle: *Brecher* et al., 1984; *Heekerens,* 1987; *Sydow,* 1994

Tabelle 3. Warum ältere Paare heiraten

Gründe dafür	Frauen	Männer
Wunsch, nicht alleine zu sein	Rang 1	Rang 1
Zuneigung und Liebe	Rang 2	Rang 2
Sorgen und Umsorgtwerden	Rang 3	Rang 3

Quelle: *Brecher* et al., 1984; *Heekerens,* 1987; *Sydow,* 1994

Am weitesten verbreitet ist bei Über-50-Jährigen die „alte", also schon über 10 Jahre bestehende Ehe. Bei nichtverheirateten Frauen scheinen vier weitere heterosexuelle Beziehungsformen etwa ähnlich häufig vertreten zu sein, nämlich *nichteheliches Zusammenleben, „living apart together"* (getrennte Wohnungen), *Beziehungen zu anderweitig verheirateten Männern* und *kurzfristige Affären* (jeweils gelebt von 5–14 % der nichtverheirateten Frauen bzw. von 3–7 % aller über 50jährigen Frauen). *Außereheliche Beziehungen* werden von älteren Ehemännern häufiger unterhalten als von Ehefrauen, wobei die Zahlen je nach Studie stark variieren (3–23 % der Männer, 1–8 % der Frauen). *Homosexuelle und lesbische Beziehungen* sind in den gängigen Studien wenig repräsentiert (0–5 % der Frauen, 7 % der Männer), was vermutlich auch mit der großen Tabuisierung dieser Themen – gerade bei Älteren – zusammenhängt (*Brähler* und *Unger,* 1994; *Brecher* et al., 1984; *Sydow,* 1995a).

3. Emotionale Aspekte heterosexueller Beziehungen

Die Forschungsergebnisse zur emotionalen Situation in *Ehen* sind widersprüchlich (*Brecher* et al., 1984; *Sydow,* 1994). Eine Reihe von Befunden spricht dafür, daß die Betroffenen im Vergleich zu früheren Jahren wieder häufiger zufrieden mit ihren Ehen sind. Tatsächlich ist bei zwei Drittel bis drei Viertel der jahrzehntelang Verheirateten eine hohe Ehezufriedenheit anzutreffen. Die Männer sind in noch stärkerem Maß als die Frauen zufrieden mit der Ehe. Die meisten Ehefrauen und -männer erleben ihre Beziehung als nah und harmonisch. Nach Jahren, die Beruf und Kindern gewidmet waren, können sich beide wieder stärker einander zuwenden und haben mehr Zeit für sich selbst und für gemeinsame Unternehmungen. Emotionale Qualitäten und individuelle Eigenheiten des Partners bzw. der Partnerin werden wieder wichtiger. Eine 62jährige Frau beschreibt ihre Ehe als sehr innig (*Sydow,* 1994, S. 68):

„Und – wir sind auch jetzt im Alter wieder *sehr* aufeinander zugekommen. Also, ich möchte sagen, daß wir uns jetzt viel mehr – also, oder anders lieben, als eben früher, wo die Sexualität eben mehr im Vordergrund stand. – Jetzt ist eine – eine sehr tiefe, innige Liebe da – und eigentlich auch ein großes Vertrauen."

Manchmal werden jedoch auch zunehmende Konflikte, ein Auseinanderleben und sinkendes Interesse an gemeinsamen Aktivitäten verzeichnet. Insgesamt entwickeln sich langjährige Ehen in emotionaler Hinsicht sehr unterschiedlich (*Sydow,* 1994). Möglicherweise sind diese widersprüchlichen Befunde auch Ausdruck seelischer Ambivalenzen. Manche der von mir befragten jahrzehntelang verheirateten Frauen äußerten sich jedenfalls sehr widersprüchlich über ihre Ehe, so z. B. auf die Frage „Wer bestimmt in Ihrer Ehe?" (zit. nach *Sydow,* 1994, S. 68):

Eine 76jährige: „Ich überlaß' ihm vieles – 'n Mann soll 'n Mann bleiben und kein Waschlappen."

Eine 90jährige: „Immer mein Mann – ich will das so."

Diese Antworten deuten an, daß eigentlich die Frau bestimmt – sie ihm aber das Gefühl vermitteln möchte, er sei der Dominierende. – Vor allem aber illustrieren sie, daß Partnerschaft (und Sexualität) komplizierte, emotional hoch aufgeladene Themen sind, zu denen Fragebögen nur einen eingeschränkten Zugang erlauben.

Die vorliegenden Ehe-Studien sind fast immer Querschnittuntersuchungen; über langfristige Entwicklungsprozesse in Partnerschaften liegen fast keine Daten vor (*Byrne* und *Murnen,* 1988). Im Rahmen der von mir durchgeführten Untersuchung wurden auch 34 Ehefrauen im Alter von 50–90 Jahren, die seit durchschnittlich 35 Jahren verheiratet waren, befragt. Ein Vergleich ihrer Aussagen zur Gegenwart und (retrospektiv) zu den ersten Ehejahren belegt, daß sich – aus weiblicher Sicht – die emotionale Situation in jahrzehnte währenden Ehen kaum verändert. Zu Beginn wie auch in der Gegenwart wurde die Ehebeziehung mehrheitlich als eher nah und harmonisch geschildert und die subjektive Ehezufriedenheit als positiv. Es ergab sich nur ein Trend zu einer größer werdenden weiblichen Dominanz (*Sydow,* 1993a).

Rund drei Viertel der *Zweitehen* werden von den Beteiligten als Erfolg erlebt. Die Ehezufriedenheit dieser Subgruppe ist geringfügig höher als die der anderen Paare. Wichtige Determinanten für das Gelingen einer zweiten Ehe ist die ökonomische Situation sowie die „Zustimmung" der Kinder (vgl. *Sydow,* 1994).

4. Sexualität und Zärtlichkeit in heterosexuellen Beziehungen

Obwohl viele Wissenschaftler sexuelle Aktivität für das Nonplusultra älterer Partnerschaften zu halten scheinen, sehen das die Betroffenen offenbar nicht unbedingt so. Ein Viertel bis ein Drittel der älteren Frauen und mindestens 12% der älteren Männer finden Sexualität *bedeutungslos.* Sexualität spielt für Männer ursprünglich eine größere Rolle, doch dieser

Tabelle 4. Koitale Aktivität von älteren Menschen mit PartnerIn

	Frauen	Männer
60–69 Jahre	38–66 %	85 %
70–79 Jahre	31–45 %	30 %
80+ Jahre	0–10 %	22 %

Quelle: *Bachmann* und *Leiblum*, 1991; *Brähler* und *Unger*, 1994; *Persson*, 1980; *Skoog*, 1996; *Sydow*, 1992a

Geschlechtsunterschied verwischt sich mit zunehmendem Alter, da bei Männern Sexualität in stärkerem Maß an Bedeutung verliert als bei Frauen.

Die häufigsten sexuellen Aktivitäten sind Geschlechtsverkehr, manuell-genitale Stimulation sowie allgemeine Zärtlichkeit und Umarmungen; zum Teil werden auch oral-genitale Kontakte ausgeübt. Die Angaben zur koitalen Aktivität lassen sich Tabelle 4 entnehmen, die sich überwiegend auf EuropäerInnen bezieht; manche amerikanische Untersuchungen gelangen zu höheren *Aktivitäts*werten (z. B. *Brecher* et al., 1984). 71 % der verheirateten älteren Frauen sind sexuell interessiert. Das Interesse ist jedoch meist nur gering ausgeprägt (*Brecher* et al., 1984; *Sydow*, 1992a):

Eine 70jährige: „Die Lustgefühle per se sind nicht weg, aber es ist ja nun nicht – ‚lacht' daß man ... – Um Gottes Willen, ich muß ein Erlebnis haben! – Nein. Nein. ... Ist ja nun nicht – als Bombe dauernd da ‚lächelt' – wie soll ich sagen? – So unterschwellig halt" (zit. nach *Sydow*, 1992a, S. 77).

Mindestens zwei Drittel der sexuell aktiven Frauen *genießen* die Sexualität mit ihrem Partner und kommen dabei auch zum *Orgasmus*. Circa ein Drittel der Ehefrauen erlebt Sexualität jedoch als unerfreulich (*Brecher* et al., 1984; *Sydow*, 1992a).

Bei fast drei Viertel aller älteren Paare liegt die *sexuelle Initiative* beim Mann, das heißt sexueller Kontakt wird nur oder meistens von ihm initiiert, die Frau verhält sich abwartend – doch die Hälfte der älteren Männer zeigt keine sexuelle Initiative (*Brecher* et al., 1984; *Sydow*, 1992a). In den meisten Ehen wird nicht offen *über die gemeinsame Sexualität gesprochen:*

a) Mittlere Offenheit

Eine 71jährige Frau: „Ja, das [Sexualität], hat also praktisch bei uns aufgehört, weil mein Mann durch eine Erkrankung gar nicht mehr in der Lage war dazu. Und wir haben uns also deswegen nochmal unterhalten jetzt, und es fehlt uns beiden gar nicht mal so sehr" (zit. nach *Sydow*, 1994, S. 78).

b) Keine Offenheit

Eine 62jährige: („Was hätten Sie sich da anders gewünscht?") „Ja – in den letzten Jahren schon ein bißchen mehr Vorspiel und – Geduld von Seiten meines Mannes, weil ich in den letzten Jahren nicht mehr – nicht mehr so schnell drauf angesprungen bin. Wenn er sich da ein bißchen mehr die Zeit genommen hätte, wäre es vielleicht besser geworden. ... Ich hab' es als junge Frau nicht vermißt, weil ich sowieso bereit war. – Aber in den kritischen Jahren hätte ich es wohl manches Mal haben können." („Also, Sie hätten sich gewünscht, daß ihr Mann mehr auch auf *Ihre* körperlichen und sexuellen Wünsche eingeht.") „Ja. Ja. Ja. – Ja. Ja." („Haben Sie ihm das mal gesagt?") „Nein. – Ich hab' gehofft, daß er von selbst drauf kommt" (zit. nach *Sydow,* 1994, S. 78f).

Frauen *beenden* ihre *koitale Aktivität* meist zwischen 60 und 65 Jahren, Männer mit 68 Jahren. Bei zwei Drittel der Fälle geht die Beendigung vom Mann aus, in nur 10–35% der Fälle von der Frau – darüber sind Frauen und Männer sich einig. Neben Partnerverlust durch Tod oder Trennung (31–71%) werden die in Tabelle 5 aufgelisteten Gründe dafür verantwortlich gemacht. Weitere Gründe werden nur in Interviews genannt (zit. nach *Sydow,* 1994, S. 79f):

a) Emotionale Zerrüttung der Beziehung

Eine 77jährige Frau: „Wenn da nicht so viel zwischen [uns] gewesen wäre, das abstoßend war – ich wär' sexbereit. ... – Ich sollt's so sagen: Wenn ich den richtigen Partner haben würde, ... – der nicht so egoistisch wär', ... – dann wollt' ich selber die Anlage noch heben können. Aber nicht [so] – ein Mensch kann nicht immer geben, geben, geben und der andere nehmen, nehmen, nehmen!"

b) Sexueller Rückzug bzw. vermutete Impotenz des Mannes

Eine 61jährige: „Ich muß allerdings sagen, daß das bei uns seit einiger Zeit ziemlich im argen liegt. Einfach, weil ich annehme, daß das bei meinem Mann nicht mehr richtig klappt. ... Und – ich nehme an – er ist ein sehr starker Raucher, er trinkt auch entsprechend ..., daß das alles darauf auch wirkt."

Bei den meisten Paaren ist es also der Mann, der bestimmt, wann der sexuelle Kontakt aufhört. Das ist ein Indiz für die – auch im mittleren und höheren Alter – geringe sexuelle Selbstbestimmung von Frauen. Wobei es – selbst wenn der Partner als Ursache der Beendigung der sexuellen Aktivität genannt wird – durchaus möglich ist, daß diese Beendigung auch ganz im Sinne der Frau erfolgte: 12% der der Befragten *erlebten die Beendigung der koitalen Aktivität* positiv, 15% waren ambivalent, 31% erlebten sie negativ und 42% blieben indifferent (zit. nach *Sydow,* 1992a, S. 107):

a) Positiv getöntes Erleben

Eine 59jährige: „Bin eigentlich sehr zufrieden, daß ich damit fertig bin."

b) Negativ getöntes Erleben

Eine 79jährige: „Kann ich Ihnen sagen, [daß das nicht leicht ist,] ich hab' manchmal geweint."

Tabelle 5. Gründe für die Beendigung des Geschlechtsverkehrs

Gründe auf seiten des Mannes	
– Krankheit	15–23 %
– Potenzprobleme und sexuelle Probleme	14–40 %
– Verlust des Interesses	1–15 %
Gründe auf seiten der Frau	
– Verlust des Interesses	4–10 %
– Sexuelle Probleme	4–6 %
– Krankheit	2–14 %
Weitere Gründe, die nur in Interviews (von Frauen) genannt werden:	
– Emotionale Zerrüttung der Beziehung	11 %
– Sexueller Rückzug bzw. vermutete Impotenz des Mannes	7 %

Quelle: *Persson,* 1980; *Pfeiffer* et al., 1968, 1972; *Sydow,* 1992a; *Tümmers,* 1976

Selbstverständlich muß die Beendigung der koitalen Aktivität nicht gleichbedeutend sein mit der Beendigung der gemeinsamen sexuellen Aktivität eines Paares – es gibt andere Formen des sexuellen Kontaktes wie z. B. Küsse, Streicheln, Umarmungen, manuell-genitalen oder oral-genitalen Kontakt:

Eine 76jährige: „Oder er macht die Decke auf – das Federbett also, [und sagt:] ‚Komm, komm mal in meine Arme. So.' – Und dann sagt er: ‚So, nun ist genug', ne. Das macht er auch schon mal. Damit er sich nicht so strapaziert" (zit. nach *Sydow,* 1994, S. 77).

Faktisch ist es jedoch so, daß fast alle Paare, die den Geschlechtsverkehr aufgeben, auch aufhören, auf andere Weise intimen Körperkontakt zu pflegen. In meiner Studie sagten nur 2% der befragten 50- bis 91jährigen Frauen, sie seien zusammen mit ihrem Partner sexuell aktiv, ohne jedoch Geschlechtsverkehr auszuüben (*Sydow,* 1992a).

Viele Ehefrauen erleben vom frühen zum mittleren Erwachsenenalter hin *qualitative Verbesserungen* in ihrer Sexualität, während es gleichzeitig zu einer quantitativen Abnahme der sexuellen Aktivität in Partnerschaften kommt, die im wesentlichen auf das abnehmende sexuelle Interesse des Partners zurückzuführen ist – jedoch auch auf ungelöste Ehekonflikte (*Sydow,* 1993a). Insgesamt erleben ebensoviele Ehefrauen die Entwicklung der sexuellen Beziehungen als Wende zum Besseren wie auch als Wende zum Schlechteren. Für die Verbesserungen wird besseres wechselseitiges Verständnis, größere Ehrlichkeit und der Abbau eigener Hemmungen verantwortlich gemacht.

Die Forschung bezieht sich auf *Ehepaare* – die sexuelle Situation in *anderen Beziehungen* wurde kaum untersucht. Belegt ist nur, daß Frauen in nichtehelichen Beziehungen Sex für wichtiger halten, häufiger sexuell aktiv, häufiger sexuell interessiert sind und zum Orgasmus kommen als Ehefrauen, was vermutlich mit der kürzeren durchschnittlichen Beziehungsdauer nichtehelicher Beziehungen korrespondiert (*Sydow,* 1994).

Koital aktive ältere Frauen sind auch sexuell interessierter, sexuell zufriedener und weisen weniger genitale Atrophie auf als gleichaltrige Frauen, die mit ihrem Partner keinen Geschlechtsverkehr mehr praktizieren (*Bachmann* und *Leiblum,* 1991).

Die subjektive Bedeutung von Sexualität steht bei älteren Frauen im Unterschied zu Männern in relativ engem Zusammenhang mit der Ehezufriedenheit (*Brecher* et al., 1984; *Sydow,* 1994).

Die medizinische und psychotherapeutische Literatur zu *sexuellen Problemen* von älteren Menschen (z.B. *Butler* und *Lewis,* 1996; *Kemper,* 1992) hat hauptsächlich ein Thema, das sehr ausführlich – und meist sehr technisch – behandelt wird: *Erektionsprobleme von Männern.* Störungen der weiblichen Sexualität werden seltener und oberflächlicher behandelt. *Arentewicz* und *Schmidt* (1993, S. 7) sprechen von einem „eklatante[n] wissenschaftliche[n] Desinteresse an den sexuellen Störungen der Frau – insbesondere der somatischen Medizin"[1]. Das in der Literatur am häufigsten thematisierte sexuelle Problem von älteren Frauen sind *Schmerzen beim Geschlechtsverkehr.*

Auffällig ist, daß ältere Frauen fast nie wegen sexueller Probleme zur Behandlung kommen – ganz anders als ältere Männer, die sich relativ häufig wegen Impotenz an UrologInnen, AndrologInnen, spezielle Sprechstunden für erektile Dysfunktionen und PsychotherapeutInnen wenden (*Arentewicz* und *Schmidt,* 1993). *Empirische Daten* über sexuelle Probleme älterer „normaler" *Nicht-PatientInnen* liegen kaum vor. Indirekt lassen sich jedoch Informationen aus Studien über die Beendigung der koitalen Aktivität bei nichtselektierten Stichproben gewinnen (s. Tabelle 5): Sexuelle oder Potenzprobleme des Mannes führen wesentlich häufiger zur Beendigung des Geschlechtsverkehrs (14–40 %) als sexuelle Probleme der Frau (4–6 %). 60 % der 60- bis 91jährigen Männer und 58 % der Frauen kennen männliche Erektionsprobleme aus eigener Erfahrung, und 60 % der über 50jährigen Frauen erleben ihre Lubrikation als ausreichend, 40 % empfinden sie als unzureichend (*Brecher* et al., 1984; *Starr* und *Weiner* 1981/1982; *Sydow* und *Reimer,* 1995). Mit 55 Jahren erleben sich etwa 10 % aller Männer als völlig impotent, mit 70 Jahren etwa 15 %,

---

1 In einer neuen Studie über psychoanalytische Sexualtherapie mit Über-50-Jährigen wird sogar auf Angaben zum Geschlecht der ProbandInnen verzichtet – den Diagnosen nach scheint es sich vorwiegend um Männer zu handeln (*Kemper,* 1992).

und sehr viel mehr leiden unter „minimal" oder „moderate impotence" (*Feldman* et al., 1994).

Ältere, partnerschaftlich gebundene Frauen berichten zu 40 % von mittleren oder starken sexuellen Problemen. Am häufigsten leiden sie unter einem Mangel an sexueller sowie auch zärtlicher Aktivität, unter sexuellen Kommunikations-Problemen sowie schmerzhaftem Geschlechtsverkehr. 26 % aller von mir befragten Frauen beschrieben sich als anorgasmisch – doch viele erlebten das nicht als Problem, da die meisten ihre sexuelle Aktivität längst eingestellt hatten und froh waren, „es hinter mir zu haben" (*Sydow,* 1992a, 1995b).

5. Homosexuelle und lesbische Beziehungen

Homosexualität wird nach wie vor tabuisiert: In Sexualstudien wird nur selten nach homosexuellen Erfahrungen gefragt, noch seltener sind Untersuchungen über homosexuelle Lebens- und Beziehungsformen. Angesichts der Tabuisierung überrascht es nicht, daß viele männliche und weibliche Homosexuelle ihre sexuelle Orientierung geheimhalten. Das hat Auswirkungen auf die – eher geringe – Bereitschaft gerade älterer Lesbierinnen und Homosexueller, an Studien über Sexualität teilzunehmen.

Der Forschungsstand ist in bezug auf ältere *homosexuelle Männer* etwas besser als bezüglich älterer Lesbierinnen. Über 65jährige Homosexuelle haben meist gleichgeschlechtliche Partner und ein befriedigendes Sexualleben. Das wichtigste Problem liegt in der sozialen Entwertung ihrer sexuellen Orientierung. Ältere homosexuelle Männer sind oftmals psychisch stabiler als „mittelalte", da sie inzwischen wichtige Entscheidungen getroffen haben und ihre sexuelle und soziale Identität besser gefestigt ist; gleichzeitig haben sie jedoch auch mehr Probleme, einen Partner zu finden, und müssen (?) sexuelle Kontakte häufiger mit Geld bezahlen. Ältere Homosexuelle praktizieren nicht ganz so vielfältige Sexualtechniken wie jüngere; sie üben am häufigsten aktiven oral-genitalen Kontakt (Fellatio) aus, gefolgt von manuell-genitalem Kontakt sowie Analverkehr. Die bevorzugte Technik ist passiver Fellatio. In der *Brecher*-Studie bezeichneten sich nur 2 % der teilnehmenden Männer über 50 Jahre als Homosexuelle, 13 % hatten jemals homosexuelle Erfahrungen gemacht, und 5 % fühlten sich mit über 50 Jahren sexuell angezogen von einem Mann (*Brecher* et al., 1984; *Sydow,* 1994).

Vorliegende Studien über Lesben stammen aus den USA und erfassen überwiegend nur jüngere Frauen. Lesbische Frauen sind – im Gegensatz zu homosexuellen Männern – kaum an unpersönlichen sexuellen Kontakten interessiert, sondern unterhalten emotional verbindliche und über Jahre beständige Beziehungen, in denen beiderseitige Liebe und Treue wichtig ist. Die meisten „Lesben" haben in ihrem Leben weniger als

10 Sexualpartnerinnen und leben jeweils monogam, oft in „eheähnlichen Verbindungen". Während die Höhe des selbsteingeschätzen „Sex Appeals" bei homosexuellen Männern in Zusammenhang mit dem Alter steht (Ältere halten sich für weniger attraktiv), ist das bei Frauen nicht der Fall. Obwohl einige Frauen Probleme mit ihrer lesbischen Orientierung haben, bedauert die Mehrheit ihre Homosexualität nicht. Die meisten lesbischen Frauen sind mit der Sexualität in ihrer Beziehung sehr zufrieden. Mehr als 70% gaben an, zusammen mit ihrer Partnerin meist zum Orgasmus zu kommen. Lesbierinnen praktizieren am häufigsten manuell- und oral-genitale Kontakte (aktiv und passiv). Ähnlich wie Männer bevorzugen homosexuelle Frauen passiven oral-genitalen Kontakt. Ihr sexuelles Interesse ist etwas schwächer als das von Männern (vgl. *Sydow,* 1993b). Nur etwa 1% der älteren Frauen geben an, eine sexuelle Beziehung zu einer anderen Frau zu unterhalten, und ca. 5% fühlen sich von anderen Frauen sexuell angezogen. Ca. 8% der älteren Frauen hatten jemals lesbische Kontakte (*Brecher* et al., 1984; *Sydow* 1995a).

7. Zusammenfassung und Diskussion

Ich habe versucht, einen Überblick über unterschiedliche Beziehungsformen zu geben, die unter heterosexuellen älteren Menschen anzutreffen sind (Ehen, Zusammenleben, Partnerschaften mit getrennten Wohnungen, „Geliebte" und anderweitig verheiratete Männer). Kurz wurde auch auf die Situation älterer homosexueller Männer sowie lesbischer Frauen eingegangen. Über nichteheliche und nichtheterosexuelle Partnerschaften existieren nur sehr wenige isolierte Befunde. Und die Daten zur Ehezufriedenheit in alten Ehen sind widersprüchlich, da sich lange währende Partnerschaften sehr unterschiedlich entwicklen. Vorliegende Forschungsdefizite werden in Tabelle 6 zusammengefaßt.

In Europa sind mehr als die Hälfte der Paare zwischen 60 und 70 Jahren sexuell aktiv, danach nur noch wenige. Männer finden Sexualität bedeutsamer als Frauen, und sie sind auch etwas länger sexuell aktiv; sie beenden ihre koitale Aktivität mit durchschnittlich 68 Jahren, Frauen mit 60-65 Jahren. Nicht nur jüngere, sondern auch ältere Männer zeigen mehr sexuelle Initiative, sie sind sexuell dominanter und „verantworten" auch sehr viel häufiger als Frauen die Beendigung des Geschlechtsverkehrs, was – auch – in Zusammenhang mit alters- und erkrankungsbedingten Abnahmen des Erektionsvermögens steht. Die meisten älteren Frauen verhalten sich sexuell eher passiv; ein kleinerer Teil ist sexuell desinteressiert und gegebenenfalls erleichtert über die Beendigung des sexuellen Kontakts – andere Frauen leiden unter der Beendigung des Sexualverkehrs. Die überwältigende Mehrheit der älteren Frauen und Männer ist sexuell interessiert, jedoch meist nur in schwacher Ausprägung. Zwei Drittel der

Tabelle 6. Forschungsdefizite

- Beschränkung auf Ehepaare, Vernachlässigung anderer Beziehungen
- Beschränkung auf PatientInnen/Störungen, Vernachlässigung der „normalen" („gesunden"?!) Entwicklung
- Besonderes Interesse an stärker männlichen Anliegen (z. B. Impotenz), Vernachlässigung spezifisch weiblicher Anliegen (z. B. Partnerlosigkeit)
- Besonderes Interesse an „technischen" Lösungen (z. B. Penisimplantate)
- Beschränkung auf sexuelles Verhalten, Vernachlässigung des Erlebens
- Beschränkung auf Koitus-Frequenzen, Vernachlässigung anderer Formen sexuellen Kontakts
- Vernachlässigung der Wechselbeziehung von emotionaler Beziehungsqualität und Sexualität – Spaltung in Ehe-/Partnerschaftsforschung und Sexualforschung (vgl. *Berscheid,* 1988; *Rubin,* 1988)

Ignoranz gegenüber den – aufgrund der demographischen Lage – zentralen Fragen:
- Wie bewältigen ältere Singles diese Situation emotional und sexuell?
- Inwieweit ist Alleineleben ein Problem – oder etwas Erfreuliches?
- Welche Strategien helfen älteren Menschen bei der Partnersuche? (*Brecher* et al., 1984 empfehlen: „Old friends make good partners")
- Was hilft bei der Bewältigung des Alleinelebens?

Ignoranz gegenüber einer Frage, die die Öffentlichkeit (siehe Illustrierten-Artikel!) sehr zu interessieren scheint:
- Wie können Paare langfristig Routine und Langeweile vermeiden?

„Interestingly enough, we know more about the effects of monotony in the workplace and about technics to relieve boredom there (...) than about the same problems in our relationships" (*Byrne* and *Murnen,* 1988, p. 303).

---

sexuell aktiven Frauen und etwa 90% der aktiven Männer sind sexuell erregbar und kommen zum Orgasmus.

Sexualität bedeutet für die meisten Frauen und Männer Heterosexualität, ist also gebunden an einen andersgeschlechtlichen Partner. Der ist aber gerade für ältere Frauen schwerer zu finden. Ältere Frauen müssen in dieser Hinsicht mit zwei „handicaps" leben: der stärkeren gesellschaftlichen Entwertung weiblichen Alterns und der für Frauen ungünstigen demographischen Situation.

Abschließend möchte ich drei – eigentlich triviale, jedoch oft vernachlässigte – Aspekte betonen und diese mit drei Zitaten illustrieren:

Das Potential zu erotischer Liebe ist lebenslang vorhanden und umfaßt viel mehr als nur Geschlechtsverkehr

Beatrice Wood, eine amerikanische Künstlerin/Keramikerin, *3.3.1893, 103 Jahre: „Da war dieser junge Mann. Ein paar Monate ist es her. Ein hübscher Reporter vom Fernsehen. Nach Drehschluß kam er zu mir, umarmte mich, küßte mich auf die Wange und sagte: 'I love you.' Seit Jahren habe ich all diese emotionalen Wälle um mich aufgeschichtet, um mich darauf einzurichten, daß ich allein lebe und daß es so bleiben wird. Sie schmolzen einfach weg. Ich spürte diese jubelnde Freude in mir aufsteigen. Ich wollte aufspringen und mit ihm durchbrennen ... Dieser Drang zur Liebe – mein Gott, was für eine Kraft! Was für eine unauslöschliche Kraft" (zit. nach Biebl, 1996, S. 290).

Sexualmedizinische Interventionen können nur sinnvoll wirken, wenn der emotionale und Beziehungs-Kontext berücksichtigt wird

Eine 62jährige Frau: „Also, ich hätte nicht [mehr] das Verlangen jetzt mit ihm [Ehemann] in's Bett zu gehen." („Worauf führen Sie das zurück?") „Auf – ich führe es auf mein Alter zurück. Ich führe es darauf zurück, daß eben sich bei mir die ganzen Geschlechtsorgane doch zurückgebildet haben, daß keine Feuchtigkeit vorhanden ist, daß es [der Geschlechtsverkehr] mir weh tut ... – Ich hab' ein bißchen Angst davor – vor dem Wehtun. Vor der körperlichen Mißlichkeit, die damit verbunden ist ... Es hängt mit Blasenentzündung auch zusammen. Ich sperre mich dann. – Ich weiß nicht, ob das jetzt behoben werden könnte – aber ich habe eigentlich auch kein Interesse mehr daran das beheben zu lassen. Ich denke ... – 38 Jahre gedient – es langt! ‚lacht' – Es langt! ‚lacht' " (zit. nach *Sydow,* 1994, S. 101).

Emotionale, partnerschaftliche und sexuelle Wachstumsprozesse treten auch spontan oder angeregt durch nichttherapeutische Einflüsse auf:

Eine Frau Mitte 60, deren Mann sich wegen einer Lebererkrankung sexuell zurückzog, berichtet: „In den ersten Jahren [der Krankheit] ist wenig zu merken [gewesen], aber danach doch. – ‚schluckt' Ich hab's meinen Mann zunächst nicht spüren lassen, daß ich etwas [Sexualität] vermißte. Und dann kam ein Punkt, wo er mal auf einer Reise sagte 'Na ja, Alte'. – Da hab' ich aber [geschrien] 'So nicht!' Nicht, ich bin bereit, Dinge in Kauf zu nehmen, die nicht zu ändern sind, aber – das geht mir nicht so ohne weiteres so, nicht! Da war er ganz erschüttert drüber und sagte 'Du hast mich's ja nie spüren lassen. Laß mich das doch mal spüren, daß Du was möchtest'. – Dann haben wir also noch glückliche Jahre gehabt. ... Na ja, mein Mann merkte nicht, daß ich Bedürfnisse hatte und ich wollte ihn nicht in Bedrängnis bringen, nicht. Und es zeigte sich dann, daß meine Wünsche seine Möglichkeiten wieder weckten" (zit. nach *Sydow,* 1994, S. 26).

7. Literatur

Arentewicz G, Schmidt G (1993) Sexuell gestörte Beziehungen, 3., bearb. Auflage. Enke, Stuttgart

Bachmann GA, Leiblum SR (1991) Sexuality in sexagenarian women. Maturitas 13: 43–50

Berscheid E (1988) Some comments on love's anatomy: Or, whatever happened to old-fashioned lust? In: Sternberg RJ, Barnes ML (eds) The psychology of love. Yale University Press, New Haven London, pp 359–310

Biebl E (1996) Gespräch zwischen Beatrice Wood und Tippi Hedren. Vogue 4: 285–290.

Brähler E, Unger U (1994) Sexuelle Aktivität im höheren Lebensalter im Kontext von Geschlecht, Familienstand und Persönlichkeitsaspekten – Ergebnisse einer repräsentativen Befragung. Zeitschr für Gerontologie 27: 110–115.

Brecher EM (1984) The Editors of Consumer Reports Books . Love, sex, and aging. Little, Brown & Comp, Boston Toronto

Butler RN, Lewis MI (1996) Alte Liebe rostet nicht. Huber, Bern

Byrne D, Murnen SK (1988) Maintaining loving relationships. In: Sternberg RJ, Barnes ML (eds) The psychology of love. Yale University Press, New Haven London, pp 293–310

Feldman A, Goldstein I, Hatzichristou DG, Krane RJ, McKinlay J (1994) Impotence and its medical and psychosocial correlates: Results of the Massachusetts male aging study. J of Urology 151: 54–61.

Heekerens HP (1987) Wiederheirat im Alter. Zeitschr für Gerontologie 20: 263–268.

Kemper J (1992) Sexualtherapeutische Praxis (2 Bde). Pfeiffer, München

Persson G (1980) Sexuality in a 70-years-old urban population. J of Psychosomatic Research 24 (6): 335–342.

Pfeiffer E, Davis GC (1972) Determinants of sexual behavior in middle and old age. J of the American Geriatrics Society 20: 151–158.

Pfeiffer E, Verwoerdt A, Davis GC (1972) Sexual behavior in middle life. Amer J of Psychiatry 128 (10): 1262–1267.

Rubin Z (1988) Preface. In: Sternberg RJ, Barnes ML (eds) The psychology of love. Yale University Press, New Haven London, pp vii-xii

Skoog I (1996) Sex and Swedish 85-year-olds. New England J of Medicine 334 (17): 1140–1141

Statistisches Bundesamt (1991) Statistisches Jahrbuch 1991 für das vereinte Deutschland. Statistisches Bundesamt, Wiesbaden

Statistisches Bundesamt (1995) Abgekürzte Sterbetafel 1993/95. Fachserie 1, Reihe 1. Wiesbaden: Stat. Bundesamt

Starr BD, Weiner MB (1981/1982) Liebe und Sexualität in reiferen Jahren. Scherz, Bern München

von Sydow K (1992a) Eine Untersuchung zur weiblichen Sexualität im mittleren und höheren Erwachsenenalter. Zeitschr für Gerontologie 25: 105–112.

von Sydow K (1992b) Weibliche Sexualität im mittleren und höheren Erwachsenenalter: Übersicht über vorliegende Forschungsarbeiten. Zeitschr für Gerontologie 25: 113–127.

von Sydow K (1993a) Sexuelle Entwicklung in der Ehe. Sexualmedizin 22: 44–54.

von Sydow K (1993b) Lebenslust. Weibliche Sexualität von der frühen Kindheit bis ins hohe Alter. Huber, Bern

von Sydow K (1994) Die Lust auf Liebe bei älteren Menschen (2. Aufl). Ernst Reinhardt, München

von Sydow K (1995a) Unconventional sexual relationships: Data about German women ages 50 to 91 years. Arch of Sexual Behavior 24 (3): 271–290

von Sydow K (1995b) Sexuality in older women: problems and chances. In: Bitzer

J, Stauber M (eds) Psychosomatic obstetrics and gynaecology. Monduzzi, Bologna, pp 429–440

von Sydow K, Reimer C (1995) Psychosomatik der Menopause: Literaturüberblick 1988–1992. Psychotherapie, Psychosomatik und Medizinische Psychologie 45 (7): 225–235.

Tümmers H (1976) Sozialpsychologische Aspekte der Sexualität im Alter. Böhlau, Köln

Sexualität in Altenheimen – ein Tabu thematisieren

Christine Landerer-Hock

Absicht dieses Beitrags ist es, ein Thema anzusprechen, das vom gesellschaftlichen Bewußtsein weitgehend *tabuisiert* wird. Die Gründe dafür sind vielfältig. Zum einen ist Sexualität, vor allem in ihrem Aspekt der Intimität und des Erlebens von vielleicht überwältigenden Gefühlen, inmitten der allgemeinen Übersexualisierung und inmitten des ungeheuren, jedoch disparaten Wissens darüber selbst geheimnisvoll und unheimlich. Weiter scheint es eine unausgesprochene Vorstellung zu geben, nach der Sexualität im Alter unanständig sei.

„Harald and Maude", ein Film der siebziger Jahre, der die Liebe eines jungen Mannes zu einer alten Frau zeigt, hat damals in der Öffentlichkeit einen Schock ausgelöst. Auch die Tatsache, daß dieses Thema in der Literatur, im Film und Fernsehen kaum zu Wort kommt, zeigt, daß hier etwas zum Schweigen gebracht wird.

Als dritter Grund dafür erscheint schließlich das Thema des Sterbens und des Todes, mit dem unsere stark aufs Konkrete fixierte Lebensweise nichts zu tun haben will. Die Verbindung „Sexualität" und „Tod" wirkt dann als unerträgliche Spannung. – Zusammengenommen wirken diese Gründe so, daß auch relativ aufgeklärte und unvoreingenommene Menschen bei diesem Thema ein Gefühl der Unruhe verspüren. Ethologisch und psychologisch könnte man diese Unruhe als „Fluchtbereitschaft" deuten.

Das Thema *dennoch* aufzugreifen und anzusprechen bedarf deshalb einer besonderen Motivation. Sie kommt zum einen aus der Kenntnis der Situation in Altenheimen. Im Umgang der Institution mit den sexuellen Bedürfnissen der hier lebenden Menschen werden die geheimen Agenda „totaler Institutionen" (*Goffman*, 1972) besonders deutlich: die Ausgrenzung – und der möglichst dauerhafte Verschluß hinter einer Mauer des Schweigens – all jener Regungen, die eine „Organisierbarkeit" des Daseins gefährden.

Die zweite Motivation stammt aus der psychotherapeutischen Erfahrung der Autorin mit alten Patienten (vgl. dazu deren Beitrag „Verhaltenstherapie bei älteren Paaren“). Entgegen anderslautenden (Alltags-)Theorien, die auch von manchen Therapeuten propagiert werden, sind ältere, „verwirrte“ Patienten keineswegs unansprechbar auf therapeutische Zuwendung: verwirrte Alterspatienten sind besser als ihr Ruf.

Sie sind in einer spezifischen Weise lernbereit und lernfähig. Sie sind in der Lage, sich den ungewöhnlichen, institutionellen Bedingungen (frühes Aufstehen, ungewöhnliche Essenszeiten, frühes Zubettgehen) reibungslos anzupassen (*Landerer,* 1990). Wo eine reibungslose Anpassung nicht gelingt, stellt dies nicht unbedingt einen Hinweis auf eine Verhaltensauffälligkeit dar. Intimer und sexueller Kontakt zu anderen ist vielmehr ein zutiefst menschliches Bedürfnis, das sogar von extremen institutionellen Rahmenbedingungen nicht ganz unterdrückt werden kann.

„Sexualität“ wird von den Heimbewohnern umfassender erlebt als von den tangierten Mitarbeitern, die sie schnell auf Genitalität reduzieren. Für die Alten besteht ein großes Bedürfnis nach körperlicher Nähe, Zärtlichkeit, Geborgenheit, mit einem Wort nach „Heimeligkeit“. Dieses Bedürfnis nach Nähe und Intimität wird von den Pflegenden zwar gesehen, jedoch auf einer anderen, nämlich funktionalen Ebene beantwortet. Geschätzt werden Sterilität und Hygiene, so daß insgesamt ein wenig anheimelnde Atmosphäre kühler Sachlichkeit entsteht (*Landerer* et al., 1989).

Absicht der Autorin ist es auch, das vorurteilsvolle Bild des Alters als eines kontinuierlichen Verfallsprozesses, insbesondere auch des Verfalls kommunikativer Fähigkeiten bei intimen Begegnungen („Distanzlosigkeiten“), zu relativieren. Der Aufsatz soll dazu beitragen, Bedingungen von Lebensqualität zu schaffen, um im letzten Zuhause ein Leben und Sterben in Würde möglich zu machen.

Es werden zunächst in einem kurzen Überblick (1) die Lebensbedingungen in Altenheimen beschrieben, um dann (2) auf die Arbeitssituation der Pflegekräfte einzugehen. Weil die Umgangsweise der Institution mit Sexualität besonders drastisch in einer „Krisensituation“ zum Ausdruck kommt, soll (3) ein exemplarischer Fall geschildert werden, wo eine Frau und ein Mann im Heim miteinander eine sexuelle Beziehung beginnen. Abschließend wird versucht, Lehren daraus zu ziehen. Sie richten sich (4) einmal auf die mikroökologischen und organisatorischen Bedingungen im Heim sowie auf mögliche Veränderungen in der Aus- und Weiterbildung der Mitarbeiter. Zum anderen sollen auch (5) einige allgemeine sozialpsychologische Muster und Vorurteile gegenüber dem Alter und alten Menschen angesprochen werden, die – so ist zu hoffen – mittlerweile nicht mehr als starr gelten müssen, sondern revidiert werden können.

(1) Machen Sie mit bei einem kleinen Experiment? Stellen Sie ihren Bekannten folgende Frage: Wieviele Menschen im Alter über 60 Jahre leben in Deutschland in einem Alten- und Pflegeheim? Auch wenn Sie dic

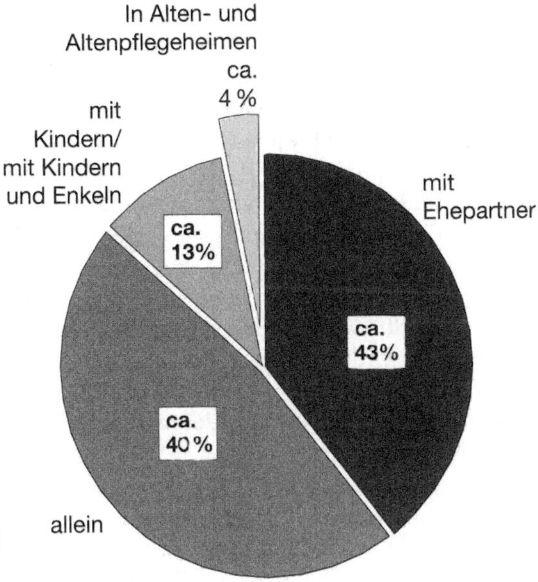

Abb. 1. Lebensweise älterer Menschen in Deutschland (Bevölkerung von 65 Jahren an), Stand 1992. Quelle: Statistisches Bundesamt und BMFuS

zutreffende Zahl kennen, werden Sie erstaunt sein, wie weit die Antworten daneben liegen. Die Schätzungen liegen meist um die 50%. Tatsächlich aber leben nur etwa 4% aller Senioren im Heim.

Diese Differenz gibt zu denken. Sie soll hier (keineswegs mit dem Anspruch einer allgemeingültigen Deutung) so interpretiert werden, daß der Aufenthalt im Heim für die allermeisten Menschen „die letzte Möglichkeit“ ist, die sie vor dem endgültigen physischen oder sozialen Absterben noch akzeptieren.

Es gibt, so soll es hier interpretiert werden, einen *Diskurs der Alten*, der weniger an Tabus bezüglich der Lebens- und Sterbebedingungen in Heimen gebunden ist als der entsprechende „Diskurs“ der Öffentlichkeit. In diesem Diskurs wird *ausgesprochen*, was sonst verschwiegen wird (und wenn es nicht verschwiegen wird, so wird es als relativ unbedeutend abgetan oder als organisatorisch notwendig „legitimiert“), daß die Türen zu den Zimmern in Heimen offenstehen, daß es keine Briefkästen gibt, daß es schon ein guter Standard in einem Heim ist, wenn Zweibettzimmer angeboten werden, daß Einbettzimmer die absolute Ausnahme sind, daß der ganze Tagesablauf darauf hinausläuft, sich den scheinbaren organisatorischen Notwendigkeiten anzupassen, daß man sich daran zu gewöhnen hat, wenn es um halb fünf Uhr nachmittags Abendessen gibt und anschließend um halb sechs zu Bett gegangen wird, daß man „zur Verfügung zu stehen hat“, wenn das Personal etwas anordnet, seien es medizinische, seien es organisatorische, seien es allgemeine Maßregeln des Verhaltens. Man weiß, was es bedeutet, keine persönlichen Gegenstände mehr zu haben, wenn ein kleiner Spind, ein Kästchen neben dem Bett der einzige Raum ist, in dem noch „Persönliches" Platz hat, und wenn auch dieser Raum nicht sicher ist vor dem Zugriff anderer.

Die extreme und erzwungene Offenheit, die Auflösung vieler Grenzen, an denen sich die Identität eines Subjekts anheftet, erleben die Bewohner als gewaltsamen Übergriff. Verhaltensreaktionen, die von den Mitarbeitern als „auffällig" eingestuft werden, müssen unter diesen wenig ansprechenden Bedingungen sogar als „gesundes" Verhalten gelten.

Es macht auch wenig Sinn, lange zwischen verschiedenen Heimen und Typen zu unterscheiden. Entgegen dem Bild, das der Öffentlichkeit hier durch Begriffe wie „Altersresidenz" und entsprechende Fernsehserien vorgespiegelt wird, sind auch dort die wesentlichen Umstände suboptimal. Den Alten wird in einer Art *doublebind* einerseits gesagt, daß sie „genauso Menschen seien, wie alle anderen", zugleich wird ihnen jedoch das Gefühl vermittelt, eine Last zu sein. Wäre die Gesellschaft nicht besser dran, wenn die Alten einfach nicht mehr da wären?

Diesen Zweifel, der natürlich nie offen ausgesprochen wird, weil er einen Blick in den Abgrund der gegenwärtigen Krise öffnete, spüren jedoch die Alten. Sie sind ja selbst nicht frei davon. Und sie schützen sich davor, indem sie, solange es irgend geht, die Einweisung in ein Altenheim vermeiden.

Für diese Interpretation spricht das hohe durchschnittliche Eintrittsalter (jenseits 85) und die erschreckend kurze durchschnittliche Verweildauer von nur ca. eineinhalb Jahren. Hier liegt auch ein wichtiger Grund, warum es keinen Sinn macht, argumentativ zwischen herkömmlichen Altenheimen und Spezialstationen für verwirrte Heimbewohner zu unterscheiden: 50% der Bewohner in herkömmlichen Heimen sind in Korrelation zu ihrem hohen Eintrittsalter bereits „verwirrt" (*Hummel,* 1986).

(2) Es ist unfruchtbar, einen fundamentalen Gegensatz zwischen den Mitarbeitern und den Bewohnern eines Altenheims zu konstruieren. Der Gegensatz liegt anderswo. Er läuft mitten durch die Mitarbeiter und auch mitten durch die Bewohner hindurch. Zwei verschiedene Welten stoßen hart und unversöhnlich aufeinander. Eine helle und eine dunkle Welt, eine Welt der ehrenwerten und nützlichen Menschen und eine Welt, bevölkert von Narren, Krüppeln, Versehrten und sabbernden Greisen. Hier die Welt der Arbeit, des Berufs, der Spezialisten, des Professionalismus, des Willens zur Macht, dort die Welt des Nichtstuns, des Dilettantismus, ganzheitlicher Utopien, des Muts zur Ohnmacht. Hier die Welt klarer und sauberer Unterscheidungen, dort eine Welt, in der einem alle Unterscheidungen vergehen.

Die Analysen Michel Foucaults (*Foucault,* 1969, 1977–1986, 1994) zeigen, wie die eine, die helle und saubere Welt, seit Jahrhunderten unablässig versucht, die andere, die schmutzige, feucht-schlammige, hungrige

Welt hinter Mauern der Unsichtbarkeit zu verbannen. Kliniken, Gefängnisse, Armenhäuser sind nach dieser Analyse mit dem gleichen Ziel befaßt: die den schönen Schein störende *Untergündigkeit* der Dinge auszublenden.

In anderer Weise ist auch der moderne Produktionsbetrieb in dieselbe Dynamik eingeschlossen. Er ist das Vorbild für die Organisation durchrationalisierter Arbeitsabläufe, wo alles wie am Schnürchen läuft und jede menschliche Störung ausgeschaltet ist.

Zur Untergründigkeit gehört in unserer Kultur auch das Alter. Alte Menschen sind (manchmal) wie Babies, können nicht mehr selber essen, stoßen Schnabeltassen um, der Brei rinnt durch die Zahnlücken über die spröden Lippen, sie schreien und jammern, sind gierig nach Zuwendung. Die Kinderkrankenschwester in der Geburtsklinik erträgt diese unergründliche Bedürftigkeit in Erwartung auf das kommende Leben relativ gelassen, die junge Pflegerin im Altenheim erschauert, wenn sie eine neunzigjährige Greisin zum erstenmal anfaßt: sie schaut auf die knöchernen Finger und denkt unwillkürlich, es sei der Tod. Würde es ihr helfen, wenn sie glauben könnte, daß diese Greisin dasselbe will wie das Baby? Dies ist (leider) nur eine rhetorische Frage; denn die allgemeine Tendenz geht klar in die Richtung einer Ausblendung und Abtötung solcher „aufweichenden" Fragen.

Die Institution strebt nach einer „klinischen"Arbeitsatmosphäre. Alle Arbeitsabläufe werden durchgeplant und unabhängig von realen Bedürfnissen der Heimbewohner umgesetzt. Solche Planungen erscheinen wegen der chronischen Personalknappheit in Altenheimen als schiere Notwendigkeit. Die zu pflegende Person hat eingenäßt: ergo muß sie *trocken*gelegt werden. Die zu pflegende Person hat sich beim Essen bekleckert: ergo muß sie *sauber*gemacht werden. Die zu pflegende Person läuft unruhig im Zimmer hin und her: wahrscheinlich ist sie hungrig, und tatsächlich kommt ja auch bald das Abendessen, dann wird sie endlich *satt* und *ruhig* sein. Was hier ironisch zugespitzt wird, werden aufgeschlossene Pflegekräfte als „wahren Kern" ihrer Beziehung zu den Heimbewohnern wiedererkennen.

Auf den Terminus „aufgeschlossen" soll noch kurz eigens eingegangen werden. Beschreibungen und Gedankengänge, wie die vorliegenden, werden immer wieder als „provokativ" erlebt. Immer wieder gibt es Mitarbeiter, gleichgültig auf welcher Stufe der Ausbildung und Hierarchie, die solche Analysen mit Rechtfertigungen beantworten. Sie scheinen sich auf eine Art „Befehlsnotstand" zu berufen und zu sagen, es ginge nicht anders. Sie „entschuldigen" sich.

Was für eine Schuld haben sie aber? Ist es angebracht, einem Mitarbeiter einen persönlichen Vorwurf zu machen, weil er Angst bekommt vor den unersättlich scheinenden Begierden eines lüsternen Greises? Ist es angemessen, Schuld zu verteilen, weil jemand nicht in der Lage ist, auf die

Bedürfnisse eines anderen einzugehen? Ist es naheliegend, jemand zu verurteilen, der sein ganzes Bestreben darin erfüllt sieht, seine Station und die Bewohner seiner Station „sauber, trocken und satt“ zu sehen? Es handelt sich nicht um persönliche Schuld, sondern um einen gesellschaftlichen Skandal, und wer diesen Konflikt anspricht, muß im Grunde allen dankbar sein, die durch ihre persönliche Betroffenheit deutlich machen, daß die Analyse nicht ganz daneben liegt.

Essen und Trinken, Kleidung, Bettwäsche, Körperhygiene, Tagesablauf – alles hat einer durchrationalisierten „Ordnung der Dinge“ zu gehorchen, der sich der einzelne nicht leicht entzieht. Er bekommt für seine Einordnung – als Beschäftigter stärker denn als Bewohner – das Gefühl, daß „tatsächlich“ alles in Ordnung sei und daß noch einmal die „helle“ über die „dunkle“ Seite gesiegt habe.

(3) Sexualität scheint in dem unendlichen Bemühen, der „hellen“ Seite bei ihrem Kampf mit der Nachtseite zum Sieg zu verhelfen, besonders gefährlich zu sein. Die Wertmaßstäbe scheinen dann noch stärker „wegzufließen“. Es kommen Gefühle ins Spiel, die unter dem Deckmantel der Rationalität und Tüchtigkeit lauern. Können die Maßstäbe vielleicht gerade noch gehalten werden, wenn es um die Aufrechterhaltung der „Heimordnung“ geht, so scheint im Bereich von Intimität die Angst vor einem Verlust der Ordnung und dem Verlust von Kontrolle derart zu steigen, daß die (jüngeren) Mitarbeiter zu purer Rigidität Zuflucht nehmen und nicht einmal mehr begründbare, sondern nur noch machtbestimmte Verbote aussprechen.

Stellen wir uns vor, wie in einem Heim ein Zweiundneunzigjähriger sich Hals über Kopf in eine Mitbewohnerin verliebt, ihr den Hof macht, ihr Blumen schenkt, sie auf ihrem Zimmer besucht (wobei wir hier einfachheitshalber den Idealfall von Einzelzimmern voraussetzen) und dann auch die Nacht mit ihr verbringt. Seine Geliebte läßt sich gefallen, was ihr da geschieht, sie sagt sich, sie sei alt genug, um zu wissen, was sie tut. Die Liebesaffäre bleibt nicht geheim. Mitbewohner und vor allem die Mehrzahl der Mitbewohnerinnen reagieren erregt. Teilweise sind sie eifersüchtig, teilweise stimuliert, Lebens- und Liebeserinnerungen aller Art kommen hoch. Wie werden die Mitarbeiter reagieren? Sie werden sicherlich die Heimleitung „einschalten“. Für sie ist das offensichtlich ein „Fall“. Was wird die Heimleitung tun? Warum überhaupt muß etwas „getan“ werden?

Die Erfahrung zeigt, daß aus einem derartigen Ereignis tatsächlich ein „Fall“ gemacht wird. Allgemeine gesellschaftliche Einstellungen gegenüber Sexualität im hohen Alter bestärken diese Haltung. „Was, Du auch noch, Omi!“, sagen Enkel zur Großmutter, die lange Witwe war und nun wieder einen Freund hat. Es scheint eine Welt zusammenzubrechen. Die Pflegekräfte, vor allem die jüngeren, reagieren irritiert, zum Teil schockiert. Sie übernehmen bereitwillig die abwehrende Haltung von

Angehörigen, mit denen sie sich gutstellen wollen, weil sie oft den einzigen Kontakt zur Außenwelt darstellen. Soweit überhaupt noch mit den beiden Liebenden gesprochen wird, wird man ihnen das Etikett „distanzlos" geben. Es ist eine Vorstufe zu weitergehenden Zuschreibungen. Man wird auch die allgemeine Ordnung gefährdet sehen und zu Sanktionen greifen. Man wird das Liebespaar trennen, einen der beiden „verlegen", unter Umständen sogar in ein anderes Heim. Die Maßnahmen werden zügig und effektiv ergriffen.

Untersuchungen über Vorlieben von Psychotherapeuten kennen die Prototypen von YAVIS- und HOUNDS-Patienten: gelten die einen als jung (Y), attraktiv (A), sprachgewandt (V), rational (I) und sexuell (S) stimulierend, werden die anderen als „dickleibig" (H), alt (O), häßlich (U), sprachstümperhaft (N) und dumpf (D)" attribuiert. Daß solche HOUNDS dann anziehend und liebenswert sein sollen, sprengt den Rahmen solcher Typisierungen, die vor allem auch für Psychotherapeuten und ihre unbewußten Ausleseprinzipien Gültigkeit haben. Auch darin zeigt sich der Versuch, zwei Welten sauber voneinander zu trennen. Die Liebe erscheint als Störfaktor, der die „schönen" und notwendigen Unterscheidungen durcheinanderwirft.

(4) Das geschilderte rigide Reaktionsmuster ist bei älteren und erfahrenen Pflegekräften gebrochen. Sie reagieren in der Regel empathischer, und das bedeutet, daß sie gleichgültiger gegenüber abstrakten Ordnungsmodellen sind. Wer überhaupt längere Zeit als Mitarbeiter in einem Altenheim bleibt, hat vermutlich eine Art herzlicher Zuneigung zu den Bewohnern gefaßt, die es möglich macht, auch angesichts von Tabubrüchen gelassen zu reagieren. Wenn daraus gefolgert werden kann, daß (nur) die Liebe es möglich macht, die Liebe zu ertragen, scheint es zwecklos, großartige Neuerungen und curriculare Veränderungen in der Aus- und Fortbildung anzuregen. Es genügt, darauf hinzuweisen, daß Sexualität und Intimität im Alter und speziell im Altersheim *kein Thema* in der Ausbildung ist, sondern hinter der Mauer des Schweigens verbleibt. Es genügte nach Auffassung der Autorin, das Thema *einfach anzusprechen*. Nötig wäre allein der „Mut" – vielleicht vergleichbar dem Mut des Narren –, über die Mauer des Schweigens zu steigen und Sexualität im Alter als etwas Gegebenes anzuerkennen.

Auch geringe Veränderungen im mikroökologischen Klima der Institution könnten zu einer Entlastung beitragen. Richtlinie sollte sein, den Menschen innerhalb des Heims ein Maximum an Privatsphäre und Intimität zu belassen. Warum sind ausgerechnet feuerpolizeiliche Richtlinien, die das Aufstellen kleiner gemütlicher Sofas in den Gängen verbieten, Maßstab für die Organisation des Heimlebens? Briefkästen, abschließbare Türen, eigene Schlüssel sind Ausdruck persönlicher Identität. Darin verwirklicht sich das „Recht" auf einen eigenständigen Lebensraum, der nicht zu jeder

Tages- und Nachtzeit von Mitarbeitern eingesehen und betreten werden kann.

(5) Die Ausgrenzung der Sexualität im Heim wäre nicht in demselben Maße möglich, wenn nicht ein ähnlicher moralischer Druck und eine Art Berührungsangst gegenüber Zärtlichkeit und Intimität auch außerhalb der Altenheime existierte.

Alte Menschen sollen sich „ordentlich" und integer verhalten. Im beherrschenden Weltbild wird dies mit „asexuell" in eins gesetzt. Nach dem verschwiegenen Motto „Wenn sie schon alt sind, sollen sie wenigstens sonst unauffällig bleiben" werden sie von jüngeren Menschen unter sanftem Zwang zur Anpassung gesetzt. Auch die Medien tragen zu dem Bild bei, Sexualität nur mit jungen und schönen Körpern in Verbindung zu bringen.

Ältere Menschen empfinden es oft selbst als peinlich, wenn sie sexuelle Lust und Begierde empfinden. Sie schweigen darüber oder zögern lange, bis sie sich einem anderen anvertrauen. Es scheint, als sähen sie sexuelle Lust als einen weiteren Aspekt von „Verwirrtheit" an, die sie etwa im Rahmen nachlassender kognitiver Leistungen bei sich realisieren. Im Rahmen von Verhaltenstherapie bei älteren Ehepaaren konnte die Autorin jedoch die Erfahrung machen, daß schon ein sanfter Zweifel an diesem Vorurteil zu einer Entlastung und entsprechender Lebensqualität beiträgt.

Literatur

Foucault M (1969) Wahnsinn und Gesellschaft. Suhrkamp, Frankfurt

Foucault M (1977–1986) Sexualität und Wahrheit, 3 Bd. Suhrkamp, Frankfurt

Foucault M (1994) Überwachen und Strafen. Suhrkamp, Frankfurt

Goffman E (1972) Asyle. Suhrkamp, Frankfurt

Hummel K (1986) Alterspsychiatrie und die Öffnung der Heime (2. Aufl). In: Schmidt R, Stephan R (Hrsg) Der dementiell erkrankte ältere Mensch – Probleme der praktischen Altenhilfe. DZA, Berlin, S 45–59

Landerer C, Denk K, Ehrhardt W, Zimmer R, Lauter H (1989) Evaluationsstudie senil dementer Heimbewohner. Schriftenreihe des Bundesministeriums für Jugend, Familie, Frauen und Gesundheit, Band 236, Bonn

Landerer C (1990) Dokumentationsanalyse senil dementer Heimbewohner. Schriftenreihe des Bundesministeriums für Jugend, Familie, Frauen und Gesundheit, Band 236a, Bonn

Im Alter als Single?

Lebensgestaltung bei älteren Alleinstehenden

Jürgen Robert Schmitz

Einleitung

Die Zahl der zumindest zeitweise Alleinlebenden – ältere oder jüngere Singles – hat inzwischen ein Ausmaß angenommen, auf das die Öffentlichkeit und die Gesellschaft jedoch noch äußerst zurückhaltend reagiert.

Gründe können darin liegen, daß Veränderungen im persönlichsten Bereich eines jeden Menschen immer auch tief verwurzelte Werte unserer Gesellschaft in Frage stellen und auf Wandel drängen.

Viele Patienten in meiner verhaltenstherapeutischen Praxis in München leben alleine, andere sehen sich mit bereits erfolgtem oder notwendigem Wandel in ihrer Liebes-, Partner- oder Ehebeziehung konfrontiert. Deshalb möchte ich mich im folgenden mit Fragen des Single-Daseins auseinandersetzen, wie sie sich vor allem für ältere Alleinstehende generell oder aber auch im Rahmen einer Psychotherapie stellen.

Statistische Daten:

Ein Blick in die Statistik macht deutlich, wieviele Menschen alleine leben und hier betroffen sind. In München waren 1994 52% der Haushalte Einpersonenhaushalte. Auf ganz Bayern bezogen sind es 1995 fast 35% (Statistischer Bericht: „Strukturdaten der Bevölkerung und der Haushalte in Bayern im April 1995“ des Bayer. Landesamtes für Statistik und Datenverarbeitung).

Angesichts dieser Zahlen, die für die anderen Bundesländer ähnlich ausfallen dürften, erstaunt es, wie wenig in der Medizin, der Psychologie und der Psychotherapieforschung Alleinlebende eine ihnen gerecht werdende Betrachtung erfahren.

1. Wer ist ein Single? – Versuch einer Beschreibung

Das Wort kommt aus dem Lateinischen: Singular = Einzahl. Wer ist aber ein Single? Lebt ein Ehepaar seine Beziehung in getrennten Wohnungen, gelten sie zwar als Einpersonenhaushalte; sie pflegen gegebenenfalls intimen Körperkontakt, aber sie leben getrennt und gelten nicht als Single. Ich schaue im Duden nach. Hier finde ich zwar Singhalese und die mir unbekannte Pflanze Singrün, aber dazwischen fehlt Single. Ich denke weiter nach, und mir fällt als ein treffendes Beispiel der (zölibatär lebende) katholische Priester ein. Er wirtschaftet allein und führt einen eigenen Haushalt; außerdem unterhält er per definitionem keine körperlich intimen Beziehungen. Andere eher vergangene Lebensformen drücken sich in heute überholten Begriffen wie der „ewige Junggeselle" oder auch die „alte Jungfrau" aus, allerdings mit dem Unterschied, daß der Junggeselle durchaus eine kürzere oder längere außereheliche Geschlechtsgemeinschaft einging. Heute taucht dann die außereheliche Geschlechtsgemeinschaft oder auch Konkubinat wieder als beglaubigte Partnerschaft auf (z. B. in den Niederlanden). Eine eindeutige Definition für den Single scheint mir somit eher schwierig; aber anders als früher scheint er eine Lebensform darzustellen, die eher zeitbegrenzt und für einen vorübergehenden Lebensabschnitt gilt. Überhaupt taucht ja heute eine Vielfalt von Lebensformen auf. Dies ist Ausdruck von Pluralität, aber auch von rasch sich vollziehendem gesellschaftlichem Wandel. Das Paradigma der unauflöslichen Ehe als Gemeinschaft von Tisch und Bett hat längst keine absolute Gültigkeit mehr. Die Ehe wird zur Kettenehe, wilden Ehe oder Ehe light („Der Spiegel" Heft 43/1996) oder zur nichtehelichen Lebensgemeinschaft, zur beglaubigten Partnerschaft oder einfach zur festen Beziehung. Beim körperlichen Beziehungsaspekt (Sex) bleibt zwar die Polygamie tabu, nicht aber die außereheliche Beziehung oder die längst gesellschaftsfähige lineare Polygamie.

Für die heute gesellschaftliche Situation ist kennzeichnend, daß durch die gestiegene Lebenserwartung vor allem der Frau sowie durch die Möglichkeit der Ehescheidung der einzelne im Laufe seines Lebens unterschiedliche Lebensformen realisiert: eine davon ist die des Single.

2. Hindernisse bei der Verwirklichung einer neuen Partnerschaft

Der gesellschaftliche Wandel und die Vielfalt der Beziehungsformen wird auch in den Medien, insbesondere im Fernsehen, modellhaft vorgestellt. Für die meisten Menschen wird die Veränderung in ihrer Beziehung eher schicksalhaft erlitten und ist oft Ausdruck einer Lebenskrise. In einer solchen Krise befinden sich auch oft Menschen mittleren oder vorgerückten Alters, die eine Psychotherapie beginnen. Sie stehen unter einem dauernden starken beruflichen, insbesondere privaten Streß, der zur psychosomatischen Erkrankung führt. Hierzu ein Beispiel:

Ein Mann verläßt nach 25jähriger Ehe seine Frau. Sie ist jetzt 46 Jahre jung. Die Kinder sind längst außer Haus. In Therapie kommt sie wegen schwerer und langanhaltender Depression und gravierender Schlafschwierigkeiten. Wenn diese

Frau weiter alleine lebt und das 76. Lebensjahr erreichen wird, dann wird sie die zukünftigen 30 Jahre ein Single sein. Dieser Zeitraum ist dann länger als die Dauer ihrer Ehe. Für sie hat sich die gesamte Lebenssituation und damit auch ihre Lebensperspektive unerwartet und radikal verändert.

2.1. Erfahrungen des bisherigen Lebens

Gerade solche Umbruchsituationen konfrontieren aber Menschen mittleren und höheren Alters mit der Frage nach ihrer Zukunft. Diese Situation stellt sich für den älteren Single aber ganz anders als für einen jungen Alleinstehenden. Anders als der junge Single kann der ältere Alleinstehende auf ihn prägende Lebensabschnitte zurückblicken. Die gelebten Erfahrungen, aber auch ihre Verarbeitung werden natürlich wesentlich seine Zukunftsvorstellungen bestimmen, gegebenenfalls aber auch begrenzen. Oft besteht ein langer Abschnitt der Psychotherapie darin, entscheidende Lebensphasen oder kritische life events zu verarbeiten (Rekapitulation der eigenen Geschichte), so daß eine aktive Planung für das zukünftige Leben erst wieder möglich wird. In diesem Rückblick liegen sehr viele positive Möglichkeiten, die dem aktuellen Klärungsprozeß zugrunde gelegt werden können und für die Zukunftsplanung zu nutzen sind. Jeder Patient hat hier seine eigene Geschichte. Das betrifft einmal die äußeren Umstände wie finanzielle Ab- bzw. Unabhängigkeit, die Arbeits- oder Berufssituation, die Einbindung in ein familiäres oder soziales Netz, wie auch die Fähigkeit, Freizeit zu nutzen und zu leben.

2.2. Werte- und Lebensvorstellungen

Von entscheidender Bedeutung sind insbesondere auch die Einstellungen und Lebensansichten, die das bisherige Leben prägten, aber auch durch dieses geprägt wurden. Die familiäre und berufliche Sozialsituation der heute älteren Generation geht ja auf eine ganz andere gesellschaftliche Zeit zurück. Hier galten andere Vorstellungen vom Alleinleben, von Ehe und Sexualität wie auch von moralischen und religiösen Fragen. All diese Einstellungen (kognitive patterns) wurzeln tief in der Gefühlswelt des Betroffenen. Sie sind von Einzelfall zu Einzelfall auch ganz verschieden weiterentwickelt, angepaßt oder auch beibehalten worden. Auf das oben genannte Beispiel bezogen bilden diese Einstellungen möglicherweise zwar eine gute und stabile Basis für die 25jährige Ehe, aber um nun als 46jähriger Single das Leben zu bewältigen und auch um glücklich und gesund zu sein, reichen sie möglicherweise nicht aus oder verhindern das gar.

In meiner therapeutischen Arbeit fällt mir dabei auf, daß der Patient sehr selten den Tod, das Sterben oder auch Fragen der Weltanschauung und Religion thematisiert. Oft ist es ja doch so, daß viele der Werte- und Lebensvorstellungen sowie die damit verbundenen Gefühle weltanschaulich oder religiös begründet werden, die diesbezügliche Bindung zwar aufgegeben wurde oder wenig Bedeutung hat, an den damit verbundenen Werten aber ganz selbstverständlich festgehalten wird. Gerade hier kann eine bewußte Auseinandersetzung mit dem eigenen Wertekosmos wichtig sein, um sich neue Perspektiven bei der eigenen Lebensgestaltung zu eröffnen und gegebenenfalls hinderliche Grenzen zu überschreiten.

2.3. Veränderungsfähigkeit

Die Erfahrung zeigt auch, daß der ältere Mensch sich in der Regel langsamer verändert als der jüngere. Der ältere ist nicht mehr so schnell und wendig, Verhaltensänderungen geschehen langsamer und dauern länger. Auch der Körper ist nicht mehr so leistungsfähig und oft auch gesundheitlich belastet. Dies setzt erreichbaren Zielen in einer Verhaltenstherapie Grenzen. In der Regel werden 45, maximal 80 Stunden bewilligt. Angesichts dieses Stundenkontingents und der krisenhaften Lebenssituation des Alleinstehenden bei Beginn der Therapie stellt sich verschärft die Frage nach den Therapiezielen, die eine Heilung und eine durch psychosoziale Gesundheit gekennzeichnete Zukunft für den Patienten erwarten lassen.

2.4. Unterschiedliche Ausgangsbedingungen für Mann und Frau – Geschlechtsspezifität

Auf den Einzelfall bezogen bietet sich auch in hohem Maße eine geschlechtsspezifische Betrachtung an. Dies betrifft einmal die oft ganz unterschiedlichen Lebenssituationen und Lebensverläufe von Männern und Frauen im Alter von 45 bzw. 50 Jahren. Dabei sind die Schwierigkeiten und Anforderungen, entweder eine neue Partnerschaft einzugehen oder aber glücklich als Single zu leben, für Männer und Frauen ganz verschieden. Dies bezieht sich vor allem auf Bereiche, die den Körper betreffen: bei der Frau das Klimakterium, starke innere und äußere Hemmnisse, die eigene Sexualität leben zu können (vgl. *Rotter*, 1996) und Lösung von jugendbezogenen und gesellschaftlich vermittelten Schönheitsidealen. Äußere Umstände betreffen oft die fällige Lösung von den erwachsenen Kindern und größere finanzielle Unsicherheit. Beim Mann sind es berufliche Stagnation, körperlicher Leistungsabfall sowie in der Folge oft verminderte Potenz.

Ganz unterschiedlich ist auch die Situation für ältere alleinstehende Männer und Frauen bzw. insbesondere Frauen verschiedenen Alters (vgl. die Statistik in Tabelle 1). Dabei ist es schwierig, die in Tabelle 1 wiedergegebenen Zahlen zu interpretieren, aber die Zahlen sprechen für sich. So

Tabelle 1. Einpersonenhaushalte in Bayern im April 1995 nach Altersgruppen, Geschlecht und Familienstand der Bezugspersonen in 1000 (Tabelle 5.5 aus dem statistischen Bericht „Haushalte und Familien in Bayern" des Bayrischen Landesamtes für Statistik und Datenverarbeitung, April 1995)

Alter von ... bis unter ... Jahren	insgesamt	insgesamt	insgesamt	Familienstand der Bezugsperson							
				ledig		verheiratet		verwitwet		geschieden	
	m + w	m	w	m	w	m	w	m	w	m	w
Unter 25	166	78	88	76	86	–	–	–	–	–	–
25–35	395	236	159	209	142	14	7	–	–	12	10
35–45	203	129	74	81	48	19	7	–	–	28	16
45–55	193	103	90	50	28	18	8	–	17	32	37
55–65	226	90	136	35	28	13	8	18	68	24	32
65 und mehr	681	108	574	15	78	8	11	74	450	10	35
Gesamt	1864	743	1121	468	410	72	43	97	538	106	130

sind und bleiben viele ältere verwitwete Frauen weiterhin alleinstehend und führen einen Einpersonenhaushalt. Geschiedene Frauen heiraten eher wieder. Weiterhin sind doch viele ältere Frauen immer unverheiratet geblieben, was meines Erachtens nicht allein durch den Krieg zu erklären ist. So wurde ja bereits darauf hingewiesen, daß auch schon in früheren Zeiten nicht alle Menschen im Laufe ihres Lebens eine Ehe eingingen, sondern alleine lebten. Dramatisch ist aber dann bei den Einpersonenhaushalten der geringe Anteil der Männer (vgl. Tabelle 2). Zwischen 55 und 65 stehen 90.000 Männern 136.000 Frauen gegenüber; ab 65 Jahren sind es dann 108.000 Männer gegenüber 574.000 Frauen. Zusammengefaßt heißt das, daß vom 55. Lebensjahr an in Bayern auf 200.000 Männer 700.000

Tabelle 2. Bevölkerung in Privathaushalten in Bayern im April 1995 nach Altersgruppen und Haushaltsgröße in 1000 (Tabelle 5.1 aus dem statistischen Bericht „Haushalte und Familien in Bayern" des Bayrischen Landesamtes für Statistik und Datenverarbeitung)

Alter von ... bis unter ... Jahren		
45–55	193	Einpersonenhaushalte
	532	Zweipersonenhaushalte
	855	Mehr als Zweipersonenhaushalte
55–65	226	Einpersonenhaushalte
	802	Zweipersonenhaushalte
	476	Mehr als Zweipersonenhaushalte
65 und mehr	681	Einpersonenhaushalte
	938	Zweipersonenhaushalte
	250	Mehr als Zweipersonenhaushalte

alleinstehende Frauen kommen. Es fehlt eine halbe Million Männer, die bereits verstorben sind. Diese bedrückende Zahl kann nur zum Teil durch die Kriegsverhältnisse erklärt werden. Zu berücksichtigen ist hier die gesellschaftlich wesentlich geringere Lebenserwartung des Mannes, wodurch die Frau zum langen Alleinleben im Alter gezwungen ist. Angesichts dieser Zahlen ist es an sich erstaunlich, wie selten Formen des Zusammenwohnens von Frauen erprobt und praktiziert werden, die der oft angespannten finanziellen Situation und dem hohen Maß an sozialer Isolation vieler alleinstehender Frauen Rechnung tragen würden.

3. Verhaltenstherapeutische Aspekte bei der Therapie Alleinlebender

In den oben genannten Ausführungen wurden schon viele Aspekte angesprochen und dargelegt, die bei der Verhaltenstherapie eines älteren Alleinstehenden von Bedeutung sein können. Der Therapieanlaß liegt meist in einer ernsthaften Gefährdung der psychosozialen Gesundheit und der Psychosomatik. Sie sind oft sekundäre Folge einer Lebenskrise oder Ausdruck der Überforderung bei der Bewältigung eines neuen Lebensabschnittes. Steht zu Beginn der Verhaltenstherapie die genaue Verhaltensanalyse, so werden in vielen Fällen die tieferliegenden Ursachen und eigentlichen Risikofaktoren erst in einer weiteren prozeßbezogenen Diagnostik deutlich. Diese Zusammenhänge müssen dem Patienten ja auch kognitiv selber erst deutlich und bewußt werden, damit er sich Ziele zu seiner Veränderung setzen kann. Oft sind es auch weniger monosymptomatische Verhaltensweisen oder begrenzte Verhaltensdefizite, die das Leiden und die Krankheit verursachen, sondern die Verflochtenheit (Interdependenzen) von festgefügten Ansichten und Lebenseinstellung, krisenhafter Lebenssituation, körperlicher Leistungsminderung sowie soziale und materielle Lebensbedingungen.

Erst wenn der Patient und auch der Therapeut diese seine Krise bestimmenden Bedingungen erkennen, können die Therapieziele festgelegt werden, von denen kurz- und langfristig entscheidende Veränderungen zu erwarten sind. Kommen wir nochmal auf unser Beispiel zurück:

Die 46jährige Patientin ist zu Beginn der Therapie antriebslos und depressiv. Sie leidet, aber in vielerlei Hinsicht ist ihr der Zusammenhang zwischen ihrer Lebenssituation und ihrer Krankheit nicht bewußt. Durch ihr vieles Alleinsein, vor allem an den Wochenenden und den freien Tagen, spürt sie jetzt ihre soziale Isolation und ihr Unvermögen, sich in der freien Zeit zufriedenstellend zu beschäftigen. All das hatte früher an der Seite ihres Mannes keine belastenden Auswirkungen für sie. Die Situation hat sich entscheidend verändert, sie sich selbst aber noch nicht. Zu Beginn eher widerstrebend erkennt sie die Notwendigkeit, den bisherigen sozialen Rahmen zu erweitern und zu verändern. Sie muß es jetzt alleine tun oder jemanden ansprechen, der sie begleitet und hier unterstützt. Schon das kann ihr schwer fallen, ist sie doch mehr gewohnt, den Erwartungen anderer zu entsprechen als selber Erwartungen zu äußern oder gar Forderungen zu stellen. Motiviert und unterstützt im therapeutischen Prozeß lernt sie ein neue Erfahrungen eröffnendes Verhaltensrepertoire, bzw. die Aufgabe von gewohnten Verhaltensweisen (vgl. *Fliegel,* 1994). Die Begegnung mit noch unbekannten Menschen und die Erweiterung ihres Wissens- und Interessenshorizontes führt sie erst zu neuen Fragestellungen und motiviert sie dann zu Aktivitäten, die sie nun umsetzen kann. Dazu gehört eben auch möglicherweise ein wachsender Wunsch, eine neue Partnerschaft einzugehen und diese durch ihr Verhalten auch entstehen zu lassen. Das Beispiel zeigt, wie sich entscheidende Therapieziele erst sukzessiv während des therapeutischen Prozesses stellen und dann durch verhaltenstherapeutische Methoden zu realisieren sind.

Die Bestimmung und Reflexion der Therapieziele bei der Therapie älterer Alleinstehender erscheint mir auch aus einem weiteren Grund sehr wichtig: Diese Ziele sind immer auch Ausdruck der therapeutischen Beziehung, der Persönlichkeit des Patienten und der des Therapeuten. Hier entscheidet sich, welche Ziele im therapeutischen Prozeß fokussiert werden und welche weniger Beachtung erfahren. Hiervon kann abhängen, ob der Alleinstehende sich in der Therapie die Lebensweise erschließt, die ihn für die Zukunft gesund und glücklich macht.

Literatur

Arentewicz G, Schmidt G (1993) Sexuell gestörte Beziehungen – Konzept und Technik der Paartherapie. Springer, Berlin

Barbach LG (1992) For yourself – Die Erfüllung weiblicher Sexualität. Ullstein, Berlin

Fliegel S (1994) Verhaltenstherapeutische Standardmethoden – ein Übungsbuch. Beltz, Weinheim

Hahlweg K et al. (1982) Partnerschaftsprobleme – Diagnose und Therapie: Handbuch für den Therapeuten. Springer, Berlin

Jaeggi E (1993) Ich sag mir selber guten Morgen – Single, eine moderne Lebensform. Piper

Louden J (1995) Tu dir gut! – Das Wohlfühlbuch für Frauen. Bauer

Rotter E, Rotter G (1996) Venus, Maria, Fatima – Wie die Lust zum Teufel ging. Artemis & Winkler

Schindler L, Hahlweg K (1980) Partnerschaftsprobleme: Möglichkeiten zur Bewältigung. Ein verhaltenstherapeutisches Programm für Paare. Springer, Berlin

Zilbergeld B (1996) Die neue Sexualität der Männer. 2., korr. Auflage. Deutsche Gesellschaft für Verhaltenstherapie DGVT, Tübingen

Verhaltenstherapie bei älteren Paaren

Christine Landerer-Hock

Der Beitrag verfolgt ein zweifaches Ziel. Zuerst soll gegen die immer noch weit verbreiteten Vorurteile argumentiert werden, die sich das Altern nur als beständigen und irreversiblen Verfallsprozeß vorstellen können. Das Dasein als alter Mensch muß vielmehr als eine von westlichen Gesellschaften ins Abseits gestellte eigenständige Lebensphase angesehen werden, die ebenso wie andere Lebensphasen auch, spezifische Krisen und Chancen bereithält. Wenn dieser Schritt getan ist, erscheinen auf einmal auch Alter und psychotherapeutische Intervention nicht mehr als inkompatible Widersprüche

In einem weiteren Schritt soll nun gezeigt werden, daß insbesondere, aber nicht nur, die Verhaltenstherapie mitsamt ihrer lerntheoretischen Grundlagen gut geeignet ist, ältere Menschen in ihren spezifischen Lebenskrisen zu unterstützen. Es kann bei Ehepaaren, die 30 und mehr Jahre miteinander lebten, und die nun in eine Ehekrise geraten sind, sicher nicht in erster Linie darum gehen, ihnen tiefgründige, neue Einsichten über die unbewußten Dynamiken ihrer Beziehung zu vermitteln. Umgekehrt wird ein Schuh daraus; indem den Partnern eine bisher nicht vorhandene, einfache Sprache für gewisse Tatsachen ihres gemeinsamen Lebens in die Hand gegeben wird, verliert die zwischen ihnen weithin herrschende Sprachlosigkeit etwas von ihrer bannenden Kraft.

Die Autorin sieht sich selbst den Grundlagen der Verhaltenstherapie verpflichtet, insofern sie sich in der Therapie mit älteren Paaren immer wieder als brauchbar erweisen. In der Begegnung mit alten Menschen scheint die Persönlichkeitsvariable des Therapeuten an Bedeutung zu gewinnen.

Im folgenden wird nun (1) anhand von zwei Fällen geschildert, welche Problematiken sich in der Therapie mit älteren Paaren ergeben und mit welchen Interventionen ein gewisser Erfolg zu erreichen ist. Es wird bei der Fallschilderung vermieden, eine geglättete Oberfläche zu präsentieren, sowohl bei der Darstellung der Lebenssituation der Klienten, als auch bei den exemplarischen Hinweisen auf die Interventionen der Therapeutin.

Aus den Worten eines Ehepaares, das nach fast 40 Jahren Ehe zum ersten Mal den Weg in eine Therapie findet, spricht sozusagen „das Leben pur". Mit einer Sterilisierung und klinischen Normierung ihrer oft drastischen Ausdrucksweise wäre nichts gewonnen, aber manches an Lebenskraft und Eindringlichkeit verloren.

Auf der Grundlage dieser Berichte soll daran anschließend (2) zusammengefaßt werden, in welcher Weise insbesondere die Verhaltenstherapie geeignet ist, das immer noch gängige Defizitmodell des Alters zu relativieren.

(1) In die Therapie kommt ein Ehepaar um die 60, er ist Ingenieur, seit einiger Zeit in Ruhestand, die Frau hat sich trotz ihres Alters noch einmal um eine Halbtagsstelle als Buchhalterin beworben. Die drei gemeinsamen Kinder sind erst seit kurzer Zeit aus dem Haus, so daß die Phase der Rekonstituierung der Kernfamilie erst begonnen hat. Das „empty nest" wird insbesondere von der Frau als desillusionierend erlebt. Sie kann es kaum ertragen, den Mann zu Hause zu sehen, der unter seinem Pensionärsdasein leidet, sich nutzlos und depressiv fühlt. Sie wohnen in einem Einfamilienhaus, das nach dem Auszug der Kinder natürlich auch zu groß geworden ist.

Die Krise, zu der es in dieser Beziehung nun gekommen war, wird hauptsächlich von der Frau thematisiert. Im Einzelgespräch vertraut sie der Therapeutin an, daß es sich bei ihrem Mann um einen „richtigen Schwachkopf" handle. Dies wird so vehement vorgebracht, daß der Eindruck entsteht, etwas sei nach langer Zeit des Vor-sich-Hinschwärens nun endlich aufgeplatzt. Mit den herumfliegenden Stücken dieser Explosion zu leben ist für den Mann, aber auch für die Frau selbst nicht einfach. Sie bringt mit dieser aggressiven Abwertung ihres Mannes eine stillschweigend aufrechterhaltene Ordnung durcheinander, innerhalb derer auch die Frau eine soziale Stellung erworben hat, die sie nun fürchten muß zu verlieren. Natürlich will sie nicht mit einem „Schwachkopf" zusammenbleiben, selbst wenn sie diese lange gemeinsame Geschichte haben, aber aus dem gemeinsamen Häuschen ausziehen und sich scheiden lassen, mit allen Konsequenzen, will sie auch nicht. Zwar hält sie ihrem Mann, metaphorisch gesagt, die Pistole vor die Brust: „Entweder du gehst oder ich gehe", sagt sie, aber ihre große Angst, sozial abzurutschen, hindert sie daran, den starken Worten die Tat folgen zu lassen.

Bald wird sehr klar, daß solche Auseinandersetzungen und Streitereien lange Tradition haben. Es sind chronifizierte Spiele um Macht und Vorherrschaft, die hier inszeniert werden. Die Therapeutin, in den Jahren des beginnenden Wirtschaftswunders geboren, bemerkt eine für sie selbst erstaunliche Bereitschaft, Kränkungen, Beleidigungen und entwürdigende Äußerungen des jeweils anderen Partners hinzunehmen oder auch, wie in einer Art Grabenkrieg, mit den gleichen Geschützen zu beantworten. Es wird deutlich, daß eine solche Bereitschaft (nicht nur, aber auch) mit den historischen Bedingungen zu tun hat. Aufgewachsen in den dreißiger Jahren, zum Teil in enger Tuchfühlung mit der heroischen Ideologie des NS-Regimes, ist eine ideelle, mythisch überhöhte Wertvorstellung von „Treue um jeden Preis" auch ins Innere des familiären Sytems eingedrungen. Man beibt beieinander, auch wenn längst alle guten Gefühle füreinander unter den Splittern des Grabenkriegs verschüttet sind.

Die entscheidende Stoßrichtung der jeweiligen Übergriffe und Machtdemonstrationen liegt darin, den anderen zu einem Eingeständnis seiner Schuld bewegen zu wollen. Immer wieder werden Ereignisse berichtet, in denen Kränkungen zugefügt wurden, in der Absicht, der andere möge endlich bekennen, was für ein „Schwein" er gewesen sei. Immer wieder weigert sich jedoch der andere geschickt, um seinerseits mit einer ähnlichen Erinnerung aufzuwarten. Ein Beispiel dafür ist die Haltung der Frau zu den depressiven Episoden des Mannes. Sie sagt: „*Ich* habe damit nichts zu tun", sagt dies aber in einer Art und Weise, daß deutlich wird, wie sehr sie ihn damit verletzt, und daß ihr dies auch halbwegs selber klar ist.

In der Therapie solcher Zustände ist es wesentlich, die negative Spirale des Denkens zu durchbrechen: durch die depressiven Stimmungen wurde der Fokus immer auf die Mißerfolge und Mängel gelegt. Ein halb volles Glas erschien den beiden halb leer, und es kommt jetzt darauf an, einen Ausweg aus diesen negativen Zuschreibungen zu finden. Dies gelingt, indem selbstkritische Äußerungen, Zweifel an der eigenen Leistungsfähigkeit, Bedenken hinsichtlich einer Veränderung der Situation mit ermutigenden Statements ergänzt werden. Eine therapeutisch sinnvolle Kontaktebene mit der Frau konnte zum Beispiel hergestellt werden, als sie daran erinnert wurde, drei Kinder geboren und erzogen zu haben, also etwas Bedeutendes „geleistet" zu haben, was sie in gewissen Momenten fast vergessen zu haben schien. In solchen Momenten begann sie dann, intime Erfahrungen und Entwürdigungen mitzuteilen. Ihre erotische und sexuelle Beziehung faßte sie mit den Worten zusammen, immer nur zur Entspannung des Mannes dagewesen zu sein. Zugleich brachte sie ein Bild dafür, indem sie auf das Fiasko hinwies, in dem gemeinsame Spaziergänge stets endeten: „Das geht einfach nicht", sagte sie. „Wir können nicht miteinander spazieren gehen, wir haben nicht das gleiche Tempo."

Es dauert nicht nur in diesem Fall relativ lange, bis das Ehepaar auf das Thema der sexuellen Beziehung zu sprechen kommt. Die Frau ist ehrlich; jetzt, nachdem sie die Schwelle überwunden hat, teilt sie ungeschminkt mit, was es zu erleiden galt. „Ich kann nicht mehr", ist ihr einfaches Resümee. Der Mann hingegen spricht wie ein Angeber, er drückt sich um Erkenntnisse herum, versucht eine Fassade aufrechzuerhalten. „Es war doch toll beim letzten Mal, als wir miteinander sexuellen Kontakt hatten", sagt er. Beide Äußerungen sind subjektiv wahrhaftig, doch auf vertrackte Weise setzt sich dabei noch einmal das alte Spiel um Macht und Vorherrschaft fort.

Sie können nicht aufhören, ihr Grabenspiel zu spielen. Bestenfalls finden sie nocht Trost in der Zuflucht zu anderen Paaren, von denen sie wissen, daß es denen auch nicht besser ergeht. „Bei denen ist es auch nicht anders", sagen beide und reduzieren in dieser gemeinsamen Aussage die Unerträglichkeit des Widerspruchs, der sich soeben vor ihnen aufgetan hat.

Ein beständiges Begleitmoment dieses hilflosen Diskurses über ihre unbefriedigende Sexualität ist die eklatante Sprachlosigkeit. Die Frau bringt es nicht über sich, die Situation zu schildern, in die sie kommt, wenn der Mann seine Entspannung sucht. Es hat – bei allem Respekt – Ähnlichkeit mit der Sprachhemmung junger Mädchen und Knaben, die nicht ohne zu erröten, nicht ohne kompensierendes Kichern, manchmal nicht ohne ins Stottern zu geraten über sexuelle Erlebnisse und Bedürfnisse sprechen können.

Auch hier greifen historische Erklärungen: die Erinnerung an Oswalt Kolles muntere Filme in den sechziger Jahren und an die Entrüstung, die seine Nackedeis damals auslösten, ist noch wach. „Sexualität" und verwandte Worte waren per se unanständig. Mit dieser Hypothek belastet, finden ältere Paare, die unter solch tyrannischen Sprachverhältnissen aufgewachsen sind, nur schwer in einen offenen Diskurs. Wo die Kopulation nur vollzogen, aber nicht sprachlich eingekleidet wird, bleibt sie tatsächlich „nackt" – und damit in einer bestimmten Weise (für die Frau) ekelerregend. Wenn an diesem Gedanken etwas dran ist, wäre sogar die Scham zu verstehen, die insbesondere Frauen befällt, wenn sie beginnen, von ihrer Sexualität zu sprechen. Wiederum scheint es, als würden die Männer ihre Gefühle der Peinlichkeit hinter einer Maske der Jovialität und des Gelächters verbergen. Es bleibt dennoch rätselhaft, warum sie ihre Sexualität in der Regel nicht offener erleben, sondern sich immer weiter den tragischen Status quo sexueller Frustration zumuten. Ihre Angst, sich zu öffnen und damit verwundbar zu werden, scheint unüberwindbar.

Wie ist es möglich, ein Ehepaar trotz eines jahrelangen Dilemmas zu einer Neubewertung zu veranlassen, einen „Lichtstreifen am Horizont" zu zeigen und die Partner damit „umzupolen"? Die Möglichkeit einer humorvollen Intervention stellt wohl eine entscheidende Erfolgsvariable dar. Man darf in diesem Zusammenhang an die Arbeit des aus dem Orient stammenden Psychiaters Nossrat Peseschkian erinnern, der in seinen Fallgeschichten zeigt, wie bedeutsam es sein kann, den Patienten zum Lachen zu bringen. Im Lachen kann das Ehepaar erfahren, daß eine andere Sprache existiert, in der die beiden ihre demütigenden Erfahrungen auslassen können. Im Lachen eines älteren Ehepaares ereignet sich eine kognitive Umstrukturierung, die auf rein verbalem Weg nur mühsam zu erreichen sein dürfte. Natürlich ist damit nicht gemeint, ernste Konflikte mit einer irrealen Atmosphäre scheinbarer Witzigkeit zu verschleiern. Subtiler und ehrlicher Humor ist ein starker Verbündeter des Therapeuten auf der

Suche nach Interventionen in einem System chronisch gewordener Probleme. Ruckartig werden die beiden aus den gewohnten Bahnen des selbstquälerischen Verschweigens und des aggressiven Verstummtseins herausgeholt.

Die Therapieziele in solchen Fällen wirken entsprechend bescheiden: „einen Beitrag leisten", auch ohne diesen Beitrag genau quantifizieren zu können, „um aus einer unerträglichen Atmosphäre eine halbwegs erträgliche Atmosphäre zu machen". Es scheint für den Gefühlshaushalt des älteren Ehepaars wichtig, wenn sie innerlich noch einmal *anknüpfen* können an schöne, gemeinsame Erlebnisse, nicht im Sinne einer unechten Verklärung und eines Drübergießens der Farbe rosarot, sondern im Sinne einer Wiederholung jener Gefühls- und Erlebnisnuancen, wegen der sie tatsächlich lebendig geblieben sind, und zwar *trotz* des furchtbaren Grabenkriegs, der zwischen ihnen herrscht.

Wenn sie sich zum Beispiel an ein befriedigendes sexuelles Erlebnis erinnern, geht es insbesondere für die Frau im wesentlichen nicht um eine nachträgliche Bestätigung irgendwelcher „Normen richtigen Verhaltens", sondern um die Vergegenwärtigung einer, wenn man so sagen kann, gelösten und abgehobenen Stimmung. Es geht vielleicht um die geistige Bedeutung der Sexualität, die ja implizit geleugnet wurde, als der Mann sie zur Entspannung gebrauchte. Sie will, daß sich ein entsprechendes Umfeld eröffnet, in dem die sexuelle Begegnung alle funktionalen Begrenzungen, also auch die Reduktion auf eine biologistisch mißverstandene Fortpflanzung, transzendiert. Es scheint, als wolle sie über den offensichtlichen und evolutionären Aspekt von Sexualität hinaus darauf hinweisen, daß es auch noch einen menschlichen Aspekt daran gibt.

Der Mann wirkt unempfindlicher gegenüber solchen Feinheiten. Um ihn miteinzubinden, ist es angebracht, ihn in seinen Männlichkeitsphantasien zu unterstützen. Als die Frau das Beispiel bringt, daß Sexualität beim Mann wie ein Zigarettenautomat funktioniere, oben stecke man das Geldstück hinein, drücke auf den Knopf und ziehe dann unten möglichst umgehend die Packung heraus, nimmt er die Metapher auf und sagt, er stünde einfach manchmal unter Strom wie ein Achtzehnjähriger. Hier wäre Gelegenheit für eine Intervention, ihm seine Jugendlichkeits- und Männlichkeitsphantasie in einer anerkennenden Weise zurückzugeben.

Es ist wichtig, daß er sein Selbstvertrauen wieder findet und daß die Irritationen seines sexuellen Versagens geglättet werden. Wie das Ehepaar aber mit solchen kognitiven Neustrukturierungen umgeht, ist ihre eigene Angelegenheit. Nicht nur, aber besonders ältere Paare setzen sich ihre Therapieziele selbst; sie bestimmen, wie weit sie gehen wollen in der Vergegenwärtigung und Durcharbeitung ihrer Geschichte. Die leibliche Präsenz eines alten Menschen, dessen Antlitz die Spuren seiner Lebenserfahrung zeigt wie ein altes Pergament die Zeichen einer unbekannten Schrift, erinnert immer wieder daran, mit wem es der Therapeut zu tun hat.

Wie könnte man hier guten Gewissens rein aus therapeutischen Überlegungen heraus „Ziele" setzen und sie den Alten überstülpen? Wie könnte man sie mit Ratschlägen und Verhaltensreframings traktieren, selbst wenn sie dies selbst abstruserweise manchmal zu erwarten scheinen? Wie könnte man sie in direkter Weise explorieren und zum Beispiel nach der durchschnittlichen Häufigkeit sexuellen Verkehrs fragen? Wichtig bleiben für das Gespräch Bilder und Metaphern; direkte und noch dazu langwierige Erklärungen versprechen wenig Erfolg.

Ein anderer Patient, Ingenieur von Beruf, lebt in einer sehr frustrierenden sexuellen Beziehung. Sein Alter ist etwa Ende 50. Er hat vor einigen Jahren einen Schlaganfall erlebt, der ihn leicht gelähmt zurückließ. Vor allem aber erzeugte der Anfall in ihm den exzessiven Wunsch, nun endlich hemmungslos leben zu wollen. Er ist mit einer etwa 55jährigen Lehrerin verheiratet, die sich seinen sexuellen Begierden erfolgreich entzieht. Als im Laufe der Therapie die Sprache auf ihr sexuelles Verhältnis kommt, sagt sie kühl: „Zwei Kinder, die wollte ich, und das reicht mir." Der Sohn ist Mitte 20, die Tochter 12 Jahre alt; beide leben noch zu Hause.

Angesichts des sexuellen Elends, das sich da auftut, stellt sich die Frage, warum sie sich das antun. Alle funktionalen Erklärungen versagen gegenüber dem Ausmaß an seelischem Elend und geistiger Not, die sich hier offenbaren. Da es aber schwer zu ertragen ist, ganz ohne (wenn auch ersichtlich vorläufige) Hinweise auf Gründe für eine derartige Quälerei zu existieren, soll aus der therapeutischen Erfahrung heraus der Aspekt einer sozusagen lebenslang gepflegten Angst vor dem Neuen betont werden. Alte Menschen, die sich in solchen Leid-Qual-Unlust-Mustern verstrickt haben, wie sie geschildert wurden, empfinden „Neues" als extreme Bedrohung. Es scheint für sie gleichbedeutend mit „bodenlos" zu sein.

Therapeutische Interventionen dürfen davor nicht dauernd zurückschrecken. Es ist zwar auf der einen Seite wichtig, die Selbständigkeit und Unabhängigkeit der Patienten hervorzuheben. Wer als Therapeut einen speziellen Ehrgeiz entwickelte, diese alten Muster zu durchbrechen oder aufzulösen, wäre auf verlorenem Posten. Dennoch ist es wichtig, klar Stellung zu beziehen, bildlich gesprochen: eine eigene Position außerhalb des Grabenkriegs der Parteien zu bauen.

Das Entscheidende in der Therapie mit älteren Paaren, so könnte am Ende dieser Fallschilderungen zusammengefaßt werden, ist das Finden eines gemeinsamen Arrangements, innerhalb dessen es zu Überraschungen kommen kann. Es hat wenig Sinn und entspricht nicht dem Anliegen, Neukonditionierungen und Verhaltenstraining im herkömmlichen Sinne zu planen. Ein plötzliches Auflachen, das den Menschen durchfährt wie ein Blitz und Licht wirft auf ein Feld neuer und nicht nur beängstigender Möglichkeiten, wirkt nachhaltiger. Im Fall des zweiten Paares gab es eine Situation, wo die Frau ihren Alltag und die konkreten Vorhaben für den nächsten Tag in recht tristen und monotonen Farben schilderte. Sie wiederholte alles, als hätte sie es schon millionenfach getan und als müsse sie es in Zukunft immer weiter so tun. „Und dann werde ich zum Metzger gehen und die bestellten Rindsrouladen abholen", sagte sie in ihrem einäschernden Ton, woraufhin die Therapeutin einfiel und sagte: „Nicht wahr, Frau X, das Leben ist doch voller Abenteuer", was ein befreiendes Lachen provozierte. Solche Anstöße, zum rechten Zeitpunkt gegeben, sind wie eine psychische Akupunktur, die eine im alltäglichen Kleinkrieg festgewordenen Verhaltens- und Charakterpanzerung wieder beweglich macht.

(2) Therapeutische Interventionen, wie sie in den Fallgeschichten mitgeteilt wurden, gründen auf der Überzeugung, daß das Verhalten kein zwangsläufiges Ergebnis des Alterungsprozesses darstellt, sondern unter spezifischen Umständen und in bestimmten Situationen erlernt und aufrechterhalten wird. Menschen können deshalb im Prinzip auch bis ins hohe Alter neues Verhalten erwerben. Wenn sie dies nicht mehr wollen und sie deutlich machen, lieber mit einem bestimmten leidvollen Zustand weiter existieren zu wollen, als etwas Neues zu machen, so unterscheidet sich ihr Verhalten kaum von dem jüngerer Patienten: Blockierungen sind kein Vorrecht des vorgerückten Alters, und Starrsinn ist kein alleiniger Makel von Greisen.

Zur Übersicht seien hier die Prinzipien und Vorteile eines solchen *verhaltensorientierten* Vorgehens in der Therapie mit älteren Paaren zusammengefaßt:

a) Ein erster wichtiger Vorteil liegt in der *Gegenwartsorientierung*. Verhalten wird gesehen, wie es sich im Hier und Jetzt zeigt. Unklare Verantwortlichkeiten, dem anderen zugeschriebene Schuld und ähnliche „Geschichten" aus der Vergangenheit werden nicht als „dort und damals" geschehene Ereignisse, sondern als gegenwärtiges Verhalten erkannt, mit dem *jetzt* gearbeitet wird. Auch in bezug auf Zukunftsängste bewährt sich der Grundsatz: „Es gibt ein Leben vor dem Tode". Dieser Grundsatz ist ein nachhaltiger Anstoß auch in sehr verfahrenen Situationen.

b) Ein zweiter Vorteil dieses pragmatischen Konzepts besteht darin, daß auch andere Personen (so z. B. Fachkräfte wie etwa Krankenschwestern, Beschäftigungstherapeuten) damit arbeiten können. Es wird in das Verhalten der Patienten nichts „hineingeheimnist", was dann nachher durch aufwendige hermeneutische Verfahren wieder entschlüsselt werden müßte. Tatsache ist, daß sich die Ehepartner gegenseitig furchtbar weh tun, und dieser Tatasache muß man sich erst einmal stellen, ohne ihr mit Hilfe anspruchsvoller Theorien gleich wieder zu entfliehen.

c) Es besteht im Rahmen des verhaltensorientierten Vorgehens die Möglichkeit, komplexe und als solche nicht direkt zu erreichende Ziele in einzelne Teilziele zu zerlegen, die einfacher zu erreichen sind. Somit werden Erfolgserlebnisse erzielt, die hilfreich sind. Das Therapieziel „erträgliche Atmosphäre" ist komplex und erst nach längerer Arbeit zu erreichen; es ist aber leicht zu konkretisieren, d. h. auf einen beschränkten Zeitraum und auf ganz besimmte Situationen zu beziehen, in denen dann die aktuelle Erfahrung gegenseitiger Erträglichkeit gemacht wird. Eng damit verbunden ist der nächste Punkt.

d) Verhaltensänderungen werden aus der Perspektive dieses Vorgehens deutlich sichtbar. Sie können deshalb vom Therapeuten, aber auch vom Partner wahrgenommen und unterstützt werden.

e) Auf diese Weise können auch die Patienten selbst schon nach kurzer Zeit beurteilen, ob mit dem therapeutischen Vorgehen eine für sie zufriedenstellende Modifikation ihrer Situation verbunden ist.

f) Schließlich ist auch zu erwähnen, daß mit diesem Ansatz ein breitgefächertes Methodenrepertoire zur Verfügung steht, das es erlaubt, in differenzierter Weise auf verschiedenste Patientengruppen einzugehen. Für psychisch wie physisch kaum beeinträchtigte Menschen kann es sinnvoll sein, ihren Lebensraum und ihre Kompetenz zu optimieren, für psychisch und kognitiv schwer verhaltensauffällige geriatrische Patienten stehen immer noch Möglichkeiten zur Verfügung, die es ermöglichen, mit irreversiblen Problemsituationen zurechtzukommen.

g) Zuletzt darf als der nicht geringste Vorteil gelten, daß dieser Ansatz relativ patientenfreundlich und aufgeschlossen für geistig-weltanschauliche Ergänzungen durch verschiedene andere Therapieformen ist. Auch dadurch erhöht sich die Chance, älteren Menschen, die ein Leben geführt haben, das sich nicht auf einen einfachen Nenner bringen läßt, entgegenzukommen und ihnen somit Achtung zu erweisen.

Sexuelle Störungen im Alter: Erstgespräch und dreizehn Jahre danach

Johannes C. Kemper

Beim Übergang im Alter tritt ein Systemwechsel ein, der die körperlichen Veränderungen, die Statusreduktion im sozialen Feld sowie psychische Anpassungen einschließt. Dies hat auch Rückwirkungen auf das System der Sexualität zur Folge. Dazu kommt, daß Alternde mindestens ebenso schwer über sexuelle Themen sprechen können wie Jüngere bzw. ebenso Äquivalente einer schamhaften Entwicklung zeigen bzw. ebensoviele Ängste vor dem Versagen haben wie Jüngere. Dadurch wird der therapeutische Zugang erschwert. Alternde thematisieren im Erstgespräch oft ganz andere Problembereiche als diejenigen, die sie beispielsweise im Bereich der Sexualität wirklich belangen. Sexuelle Schwierigkeiten zu haben, stellt für manche noch eine Schande dar. Umso schwerer sehen Alternde es an, gerade über diese Probleme sprechen zu sollen, noch dazu vor Mitpatienten z. B. im gruppentherapeutischen Setting. Betrachten wir die Konstrukte von Altern und Sexualität, so haben sie vieles gemeinsam:

1. Sie sind primär nicht wißbar. Darunter verstehe ich, daß Altern und Sexualität in ihren organischen Formen nur indirekt erfahrbar sind.
2. Altern und Sexualität befinden sich häufig im Widerspruch zu den Annahmen, die wir über sie gebildet haben.
3. Zu den entscheidenden Dimensionen des Lebens zählen das Altern und die Sexualität.

Wie das körperliche Altern anhand vielfältiger stoffwechselmäßiger und genetisch bedingter Vorgänge belegbar ist, so ist auch die Sexualität primär ein körperliches Ereignis. Wenn wir das Altern jedoch in physisches und psychisches Altern aufteilen, so können wir diesen Kunstgriff auch mit der Sexualität vornehmen. Während die körperlichen Äquivalente des Alterns und der Sexualität der Zeit unterworfen sind, bleiben die psychischen Äquivalente subjektiv bestimmt und gegenwärtig, und diese Gegenwart bezieht Zukunft und Vergangenheit mit ein: „Wir existieren in der Gegenwart; Vergangenheit und Zukunft sind Weisen jetzt zu sein", sagte der chilenische Neuro-Physiologe *Umberto Maturana* (1987). Daraus ergeben sich wesentliche Schlußfolgerungen:

1. Sexualität in ihrer erlebnismäßigen Dimension ist immer ein subjektives Ereignis.
2. Sexualität ist keine vorgegebene Entität. Sie zerfällt in Sexualitäten. Diese sind immer subjektiv konstruiert. Eine vorgegebene objektive Sexualität gibt es nicht.
3. Wir haben es dabei mit den Sexualitäten von Männern, Frauen, Berufstätigen, Jugendlichen und eben von Alternden zu tun.
4. Die Sexualität Alternder unterscheidet sich nur durch ihre Körperlichkeit von der Jüngerer.

Aus diesem pluralen Konzept resultiert unter anderem die prinzipielle Konflikthaftigkeit sexuellen Erlebens. Ein zentrales Problem stellt jedoch folgendes dar:

Wenn wir Sexualität auch ohne die Bedeutungszuweisung von Liebe und Kommunikation ausschließlich körperlich definiert sehen, so müßte sie sich im Alter zurückbilden, bis hin zu ihrem Verschwinden. Die psychischen Äquivalente von Sexualität persistieren aber und scheinen – einmal in die Erfahrungswelt gelangt – ein Eigendasein zu führen, von dem her sich große Bereiche menschlichen Erlebens ableiten können. Wie bereits an anderer Stelle dargestellt (*Kemper,* 1995), ist die psychische Dimension der Sexualität im Alter wie eine Matrix oder Erlebnisstruktur zu verstehen, die sich gebildet hat und um die herum sich die sexuelle Wahrnehmung und deren Verarbeitung gruppieren, auch wenn der Körper schon längst nicht mehr seine „Pflicht" tut. Die Anwendung dieser Sichtweise wird nun am Beispiel des Verlaufes gruppentherapeutischer Arbeit mit Alternden beschrieben.

Die Beschreibung der Patienten

In den Jahren 1979 bis 1990 habe ich 111 Patienten behandelt, die an Sexualstörungen litten, von denen 20 über 50 Jahre alt waren. Drei dieser 20 litten unter einer Deviation, die übrigen unter funktionellen Sexualstörungen. Diese 17 verbleibenden Patienten waren deswegen in die Sprechstunde gekommen, auch wenn sie ursprünglich oft andere Konfliktbereiche thematisiert hatten. Patienten, deren sexuelle Symptomatik im Zusammenhang mit einer Psychose oder primären Organerkrankung aufgetreten waren, wurden nicht erfaßt. Die 17 Patienten wurden mit 51 jüngeren Patienten verglichen, die ebenfalls unter funktionellen Sexualstörungen litten. Die übrigen der 111 Patienten litten unter Deviationen. Beim Vergleich der einzelnen Gruppen zeigten sich hinsichtlich Schichtzugehörigkeit und sozialer Integration keine signifikanten Unterschiede,

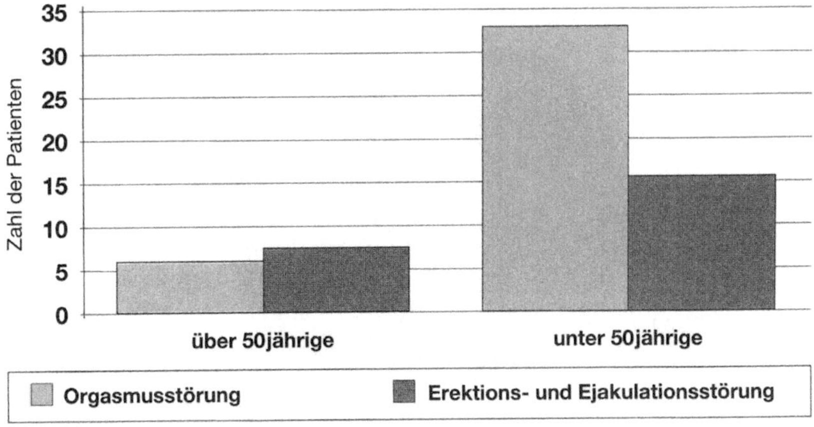

Abb. 1. Verteilung der Diagnosen

sieht man von der Zahl der Berufstätigen ab, die bei den Alternden signifikant niedriger war als bei den Jüngeren. Bei der Verteilung der jeweiligen Krankheitsbilder, also der Erektions- und Ejakulationsstörungen einerseits und der Orgasmusstörungen andererseits, fand sich bei den Älteren und Jüngeren kein signifikanter Unterschied. Auch hinsichtlich des Problembewußtsein war die Verteilung in beiden Gruppen gleich.

Die durchschnittliche Dauer der Störung lag mit einem Wert von 20,2 Jahren bei den Alternden, um das knapp Zweieinhalbfache höher als die Dauer der Störungen bei den Jüngeren. Dieser Unterschied war signifikant.

Die alternden Patienten nahmen auch signifikant häufiger an mit anderen Krankheitsbildern gemischten Gruppen teil, als es die jüngeren taten. Diese waren öfter in einer homogenen Gruppe von Patienten zu finden, die ausschließlich unter Sexualstörungen litten.

Bewältigungsstrategien

Die fünf häufigsten Bewältigungsstrategien von Patienten mit Sexualstörungen wie Kompensation durch Leistung, Rückzug aus Beziehungen, Selbstaggression, indirekte Aggression und Vermeidung von Nähe waren in beiden Altersgruppen gleich verteilt. Auch bei den Alternden stellte die bevorzugte Bewältigungsstrategie die Kompensation durch Leistung dar. Das Merkmal Überaktivität war bei den Alternden jedoch signifikant häufiger zu finden als bei den Jüngeren.

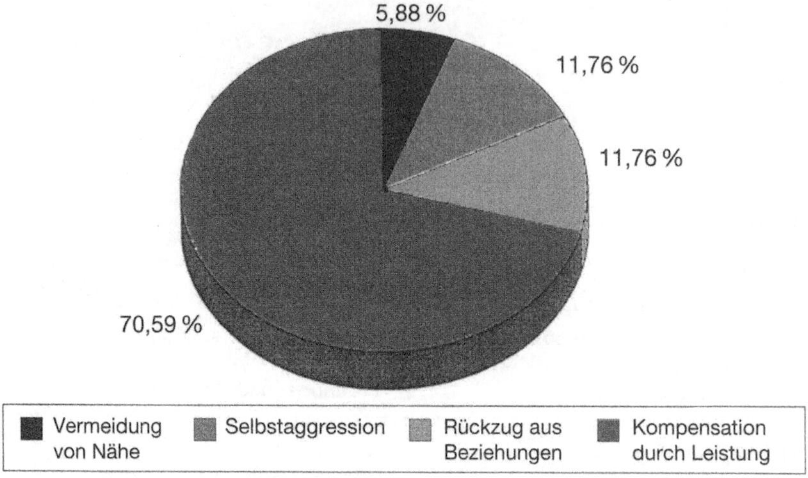

Abb. 2. Bevorzugte Bewältigungsstrategien Alternder, N = 17

Entwicklung – Beziehungsproblematik – Bedeutungsgehalt

Hinsichtlich der sexuellen Entwicklung und Einstellung zur Sexualität ergaben sich in beiden Gruppen keine meßbaren signifikanten Unterschiede. Auch die Beziehungsproblematik, die in beiden untersuchten Gruppen der Hintergrund der meisten Sexualstörungen war, war gleichermaßen verteilt. Hinsichtlich des Bedeutungsgehaltes und des Ausdruckes der sexuellen Störungen fanden sich in den meisten Bereichen keine signifikanten Unterschiede. Die „Vermeidung von Nähe" war bei den Jüngeren häufiger zu finden als bei den Älteren.

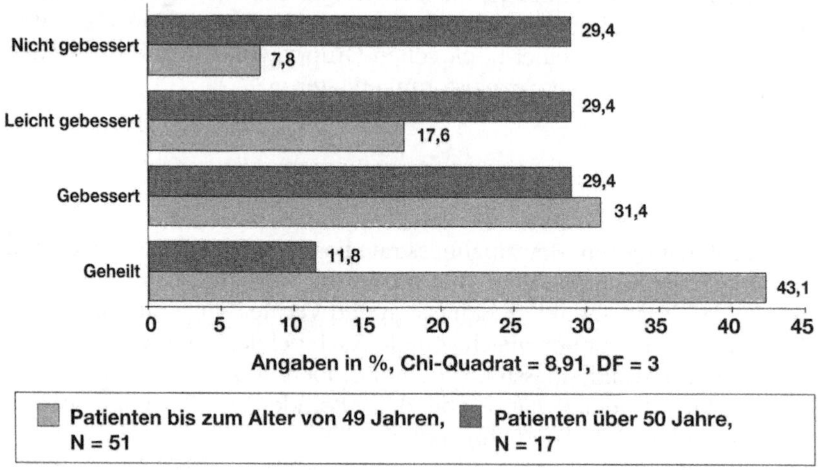

Abb. 3. Therapieergebnis, Symptomebene, N = 68

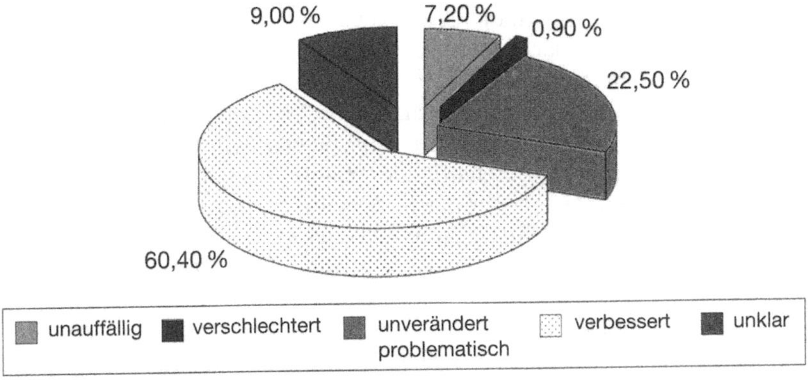

Abb. 4. Therapieergebnis hinsichtlich der sexuellen Zufriedenheit, N = 111

Ergebnisse der Therapie

Nach durchschnittlich ein- bis vierjähriger Therapiedauer konnten in der Gruppe der Jüngeren signifikant mehr Patienten als „geheilt" eingestuft werden als in der Gruppe der Älteren.

Ähnliches ergibt sich auch bei der Frage nach der sexuellen Befriedigung. Hier zeigten 90% der Jüngeren ein befriedigendes oder befriedigenderes Resultat gegenüber etwa der Hälfte der Älteren, die ebenfalls ein solches Ergebnis erzielten. Insgesamt boten signifikant mehr Alternde ein gebessertes Problembewußtsein im Vergleich zu den Jüngeren. Auch die Depressivität hatte bei den Alternden signifikant mehr abgenommen als bei den Jüngeren.

Bei der kritischen Betrachtung der Ergebnisse ist jedoch zu bemerken, daß die Ratings nicht von unabhängigen Beobachtungen gemacht wurden und psychometrische Hilfsmittel nicht zur Anwendung kamen. Auch handelt es sich um einen Prä/Post-Vergleich. Eine Baseline lag nicht vor. Die Katamnese wurde nur unspezifisch hinsichtlich der körperlichen und psychischen Symptomatik erhoben, ohne auf die sexuelle Symptomatik im einzelnen Bezug zu nehmen. Detailliertere Angaben finden sich bei *Kemper* (1992).

Fallbeispiel

Clemens kam in die Sprechstunde und äußerte, ein Narzißt zu sein. Er sei beziehungsgestört und habe deshalb nach außen hin keine Kraft, um den emotionalen und sexuellen Bedürfnissen seiner Lebenspartnerin zu entsprechen. Bei der Frage, worauf sich diese Kraft beziehe, äußerte er, unter Angstzuständen zu leiden sowie zeitweilig Kontrollzwänge zu haben. Daß

Clemens Probleme mit seiner Sexualität hatte bzw. noch nie mit einer Frau sexuellen Kontakt gehabt hatte, vermochte er im Erstgespräch noch nicht mitzuteilen. Clemens war der Sohn eines Handwerkers und einer Landwirtin, die seinetwegen geheiratet haben, wobei der Vater die ersten drei Jahre viel außer Haus war und erst in späterer Zeit mit seiner Familie zusammensein konnte. Bereits damals prägte die Mutter dem Patienten oft folgenden Satz ein: „Für Dich sind die Frauen nichts." Clemens schlief im elterlichen Schlafzimmer. Er erlebte später gelegentlich auch den sexuellen Verkehr der Eltern mit, ohne sich Genaueres darüber erklären zu können, was da eigentlich passierte.

Nach unauffälliger Schulzeit, in der Clemens vom Vater stark idealisiert worden war, kam es durch die Scheidung der Eltern zu einem erheblichen Einschnitt in der Familie. Clemens war damals 17 Jahre alt und gerade durch einen Freund aufgeklärt worden. Beim Betrachten von pornographischen Bildern dachte Clemens, eine Todsünde begangen zu haben.

Etwa in dieser Zeit verliebte er sich in eine Partnerin, zu der er aber keine sexuelle Beziehung aufzunehmen wagte. Er fühlte sich körperlich minderwertig. Diese Partnerschaft hielt dennoch mehrere Jahre, bis es schließlich zur Trennung kam, da die Freundin in eine andere Stadt gezogen war. Clemens fand eine andere Frau, zu der er ebenfalls keine körperliche Beziehung aufnahm, auch wenn die Partnerin dies immer mehr forderte.

Diese Lebensgemeinschaft hielt mehrere Jahrzehnte, in deren Verlauf Clemens zunehmend Kontrollzwänge und Soziophobien entwickelte. Eine Einzelanalyse vermochte zwar die phobischen Komponenten des Krankheitsbildes unter Kontrolle zu bringen. Die ungelebte Sexualität des Patienten war jedoch nicht ausreichend befreit worden. Sie suchte sich weiterhin ihren Ausdruck in Kontrollzwängen, bis der Patient therapeutische Hilfe suchte.

Im gruppentherapeutischen Setting erwies sich Clemens als beliebt und außerordentlich verbalisationsfähig. Er vermochte aber auch sehr gut das Gespräch über seine Probleme zu vermeiden. Dazu übernahm er die Rolle eines Co-Leiters und argumentierte und intervenierte aus dieser Position. Er deutete Vorgänge oder versuchte andere zu durchschauen. Bald hatten die Mitpatienten es gelernt, Clemens selbst zu durchschauen und ihn mit seiner sexuellen Problematik zu konfrontieren. Hier versuchte er sein zeitlebens bevorzugtes Vermeidungsmuster anzuwenden, was ihm jedoch in der Gruppensituation nicht gelang. Im Gegenüber und im Miteinander von oder mit Frauen sowie entlastet durch die ebenfalls konflikthaft gelagerte Sexualität der männlichen Gruppenmitglieder, vermochte er zunehmend seine eigenen Wünsche zuzulassen. Er stellte seine in den Dienst der Selbstunsicherheit gesetzten moralischen Bedenken zurück und wendete seine religiösen Vorstellungen nicht mehr gegen seine sexuellen Wünsche.

Nach Beendigung der gruppenpsychotherapeutischen Behandlung bedurfte es mehrerer Jahre, bis Clemens, seinen alten Wünschen folgend, zu seiner Jugendliebe wieder Kontakt aufgenommen hatte. Er war ihr nachgereist und hatte entdeckt, daß er sie immer noch liebte.

Jetzt hatte er aber weniger Ängste vor Versagen und schämte sich auch nicht mehr seines Körpers. Bereits pensioniert zog er mit ihr zusammen und vermochte noch einen Teil seiner ungelebten Sexualität (*Jürgensen*, 1990) nachzuholen. Clemens ist noch gelungen, was sich viele andere Alternde verwehrt haben, die durch Verleugnung die Sexualität in ihrem Gefühlsleben ausgelöscht haben.

Traupmann et al. (1982) haben bei 50- bis 83jährigen Frauen verschiedene Arten von Partnerbeziehungen (sexuelle Zufriedenheit, gegenseitige Bindung, leidenschaftliche Liebe und die Zufriedenheit mit der Beziehung) untersucht. Dabei haben die Autoren die jeweiligen Voraussetzungen dieser Beziehungstypen berücksichtigt und festgestellt, daß die Genitalität nur eine von ihnen war, die für das Zusammenleben wichtig war. Verlor sie an Bedeutung, konnten andere Elemente an ihre Stelle treten. Hier werden die selbsterneuernde Funktion der Psyche, aber auch die Bedeutung anderer sozialer Systeme wie Partnerschaft und Familie besonders deutlich. Mit weniger Genitalität verliert die Sexualität aber nicht an Leben, sie wandelt sich nur. Für viele Frauen hat der Verlust von Fruchtbarkeit keinen Einfluß auf ihre sexuelle Ansprechbarkeit. Oft zeigt sich bei ihnen gerade dann ein erneutes, verstärktes Interesse am Geschlechtsverkehr, wenn keine Schwangerschaften mehr zu befürchten sind, wie *Haeberle* (1985) feststellte.

Nach *Herberich-Marx* und *Raphael* (1988) ist die Sexualität Alternder ja vollständig von der Fortpflanzungsfunktion abgelöst. Sie zählt deshalb ganz zum Bereich der Wünsche und Sehnsüchte. Man könnte sagen, daß sich in ihr die Gefühle von Zuneigung und von Sehnsucht am reinsten vorfinden. Dabei ist die Berührung von eminent wichtiger Bedeutung, zumal die Sensibilität und Empfänglichkeit für die Zärtlichkeit im Alter zunehmen, wie *Wiesenhütter* (1989), selbst alt geworden, feststellt. Er sagte, daß er bei den sexuellen Versuchen und Kontakten vieler alter Patienten den Bereich der Zärtlichkeit als den umfassenden und „eigentlich gesuchten" entdeckt habe. Wiesenhütter betonte dabei, daß die Zärtlichkeit wichtiger sei als alle Aufklärung, Beratung, Belehrung, Fürsorge oder spezielle psychosomatische Techniken.

Literatur

Haeberle EJ (1985) Die Sexualität des Menschen. Handbuch und Atlas. 2. Aufl. Walter de Gruyter, Berlin New York, S. 57

Herberich-Marx G, Raphael F (1988) Der verdrängte Körper. Sexualität und

Körperpräsenz in Altenpflegeheimen. In: Göckenjan H, Kondratowitz HJ (Hrsg) Alter und Alltag, S. 340

Jürgensen O (1990) Sexualität der alternden Frauen. Diskrepanz zwischen Wunsch und Wirklichkeit. Sexualmedizin 19: S. 436–444.

Kemper JC (1995) Analytische Gruppentherapie von funktionellen Sexualstörungen Alternder. In: Jovic N, Uchtenhagen A (Hrsg) Methoden und Erfahrungen. Psychotherapie und Altern. Gutes Umgehen mit eigenem und fremdem Altern. Neue Wege und Hinweise für die Praxis. Fachverlag AG Zürich ed extra. S. 261–277

Kemper JC (1992) Psychoanalytische Sexualtherapie Alternder. In: Kemper JC Sexualtherapeutische Praxis, Materialien und Forschungsergebnisse. Pfeiffer, München, Bd II: S. 122–135

Maturana H, Varela FJ (1987) Der Baum der Erkenntnis. Wie wir die Welt durch unsere Wahrnehmung erschaffen – die biologischen Wurzeln des menschlichen Erkennens. Scherz, Bern München Wien, S. 280–281

Traupmann J, Eckels G, Hatfield E (1982) Intimacy in older women's lives. – The Gerontologist 22: 493–498.

Wiesenhütter E (1989) Vorwort. In: Kemper JC: Was heißt altern? Psychotherapie in der zweiten Lebenshälfte. Pfeiffer, München

Erfassung der Lebensqualität von Patienten mit erektiler Dysfunktion und deren Partnerinnen

Monika Bullinger, Götz Kockott, Jürgen R. Schmitz, Ulrich Pickl, J. Ullrich Schwarzer

1. Einleitung

Die erektile Dysfunktion betrifft eine zunehmende Anzahl von Männern (*Bancroft,* 1991) und wird ätiologisch besonders in bezug auf die psychogenen vs. organischen Ursachen der Störung diskutiert (*Speckens* et al., 1993, 1995; *Tölle* und *Sökeland,* 1987; *Bancroft,* 1993).

Klassische Behandlungsformen der erektilen Dysfunktion (ED) sind somatische (medikamentöse oder chirurgische) Verfahren und psychotherapeutische Verfahren (Verhaltenstherapie, psychodynamisch orientierte Therapien), (*Lue,* 1992; *Fahrner* und *Kockott,* 1994; *Kockott,* 1988). Zunehmend wird auch die Kombination der Verfahren diskutiert (*Kaplan,* 1994). Die Selbstinjektionstherapie mit Papaverin bzw. Prostaglandinen stellt eine in jüngster Zeit zunehmende Form der somatischen Therapie bei erektiler Dysfunktion dar (*Zorgniotti* et al., 1985; *Fallon,* 1995; *Virag* et al., 1991; *Wagner* und *Singer-Kaplan,* 1993; *Weiske,* 1989). In Beobachtungsstudien klinisch als erfolgreich beschrieben hinsichtlich des direkten Effektes auf die Erektion, wird doch zunehmend hinterfragt, welche psychosozialen Konsequenzen eine SKAT-Therapie für die Patienten sowie ihre Partnerinnen hat (*Thon* und *Hartmann,* 1993; *Turner* et al., 1992). Wenig erforscht bisher ist, wie Verfahren zur Behandlung der ED, wie z. B. die SKAT-Therapie, von Patienten mit erektiler Dysfunktion jenseits von Wirkung und Nebenwirkung erlebt werden (*Zentgraf,* 1989; *van Driefl* et al., 1991), und welche Auswirkungen sie auf die Lebenssituation und die Paardynamik haben (*Althoff* et al., 1991). Zu problematisieren ist hier also die Wahl des Zielkriteriums; gängige Zielkriterien, wie die dokumentierte Häufigkeit sexueller Verhaltensweisen und klinische Daten aus Penisplethysmographie oder Rigiscan, erlauben zwar eine physiologische Beschreibung der Symptomatik und ihrer Veränderung, nicht aber eine

Abschätzung des Effekts der Intervention auf die selbstbeurteilte Lebensqualitätsituation des Patienten und seiner Partnerin. Das Zielkriterium Lebensqualität kann hier dazu beitragen, ein umfassenderes und subtileres Bild des sexuellen Erlebens und Verhaltens in seiner Konsequenz für das alltägliche Leben des Paares zu zeichnen (*Bullinger,* 1997).

Ein Überblick über Arbeiten zur erektilen Dysfunktion zeigt, daß erst jüngst die sexuelle Lebensqualität aus Sicht der Patienten und aus Sicht ihrer Partnerinnen untersucht wurde (*Glick* et al., 1995). Auch der Aspekt der Zufriedenheit mit sexuellen Funktionen und die Erfassung der sexuellen Befindlichkeit fehlt weitgehend in den gängigen Studien. Dies erscheint als Mangel, denn ein patientenorientiertes Behandlungsprogramm für erektile Dysfunktion sollte sowohl den Selbstbericht des Patienten als auch die Konsequenzen der Therapie aus Sicht der Partnerin beinhalten. Darüber hinaus sollte es möglich sein, die Wirkung von Dysfunktionen und deren Behandlung auf die Lebensqualität der Patienten zu beschreiben (*Fahrner* und *Kockott,* 1994).

Um das Zielkriterium Lebensqualität in diesem Kontext methodisch erfaßbar zu machen, wurde eine Untersuchung durchgeführt, in der der Patientengruppe sowohl neu entwickelte als auch standardisierte Verfahren zur Erfassung der Lebensqualität präsentiert wurden. Ziel dieser Studie war es, Informationen über die psychometrischen Eigenschaften eines Fragebogens zur Erfassung der sexuellen Lebensqualität zu erhalten und die Patientenpopulation darüber hinaus bezüglich ihres Erlebens und Verhaltens hinsichtlich Sexualität und Partnerschaft zu charakterisieren. Die Fragestellungen waren:

1) wie die psychometrischen Eigenschaften des neu entwickelten Fragebogens (Reliabilität; interne Konsistenz, Retest-Reliabilität und Validität diskriminant, konvergent) zu bewerten sind,
2) wie sich die Lebensqualität der befragten Patienten und ihrer Partnerinnen in bezug auf die erfaßten Dimensionen der Lebensqualität darstellt
3) welche Beziehungen zwischen Indikatoren der Lebensqualität, den erlebten Störungen von Sexualität und Partnerschaft und klinischen bzw. soziodemographischen Daten bestehen.

Aus dieser Untersuchung sollte sich ein Ansatz zur Erfassung der Lebensqualität für eine geplante klinische Studie über den Effekt somatischer bzw. psychotherapeutischer Interventionen für Patienten mit erektiler Dysfunktion und ihrer Partnerinnen ergeben.

2. Methodik

Die Studie war als methodisch orientierte Querschnittuntersuchung mit einer Meßwiederholung bei einer Teilpopulation geplant. Einbezogen in die Untersuchung wurden sowohl Patienten der andrologischen Sprechstunde der Technischen Universität München (rechts der Isar) und kooperierender Institute (Krankenhaus Biederstein, Urologische Praxis Priv. Doz. Dr. Schwarzer, Freising) als auch deren Partnerinnen. Die Patientenauswahl wurde aufgrund der in Krankenakten dokumentierten klinischen Daten durchgeführt. In einem definierten Zeitraum (1. Oktober 1993 bis 31. März 1994) wurden alle Patienten, die die andrologische Ambulanz besucht hatten und die folgenden Kriterien erfüllten, in die Untersuchung einbezogen: diagnostizierte erektile Dysfunktion (ED), Partnerin vorhanden, Ausschluß schwerwiegender organischer Ursachen der ED und schwerwiegender Begleiterkrankungen. Den 180 Patienten, auf die die Einschlußkriterien zutrafen, wurde mit einem Anschreiben der andrologischen Ambulanz ein Fragebogen zum Ausfüllen für sie selbst und ihre Partnerin zugesandt, mit der Bitte, diesen Fragebogen im Laufe der folgenden zwei Wochen auszufüllen. Patient und Partnerin konnten die im Anschreiben erhaltenen Fragebögen getrennt in vorfrankierten Rückantwortkuverts an die betreuende Klinik zurückschicken. Der Fragebogen enthielt 10 Module, die sowohl Fragen zur krankheitsübergreifenden Lebensqualität enthielten (Fragebogen Alltagsleben, *Bullinger* et al., 1995) als auch zum Sexualleben, zu patientenbeurteilten Beschwerden und zur Behandlung, zu Gründen für sexuelle Probleme, zur Partnerschaft (Partnerschaftsfragebogen von *Hahlweg* et al., 1996) zur sexuellen Lebensqualität (neu entwickelter Fragebogen), zur Wichtigkeit von und zur Zufriedenheit mit verschiedenen Lebensbereichen, zu Allgemeinbefinden und Beschwerden (POMS, *Bullinger* et al., 1990); zu Beschwerden (Beschwerdeliste von *v. Zerssen* (1976) sowie zum Vertrauensverhältnis Arzt/Patient (neu entwickelter Fragebogen) und zu soziodemographischen Variablen.

Die Fragebögen für Männer und Frauen waren parallel aufgebaut, mit Ausnahme unterschiedlicher Formulierung (z. B. Gliedsteife versus Erregung, Männlichkeit versus Weiblichkeit etc.). Im Fragebogen wurden die Partnerinnen nach der Wahrnehmung ihrer eigenen Situation befragt, d. h. nicht als Fremdbeurteiler der Lebensqualität ihres Partners gesehen. Nur im Bereich „Gründe für sexuelle Probleme" wurden die Frauen gebeten, eine Fremdeinschätzung der Gründe für die sexuelle Problematik ihres Partners anzugeben.

Die statistische Auswertung bezog sich auf die psychometrische Testung der neuentwickelten Fragebögen. Hierbei wurde ein spezielles Programm, das sog. Multitrait Analyses Programm (MAP: *Hays* und *Hatashi,* 1988) eingesetzt, das neben Verteilungscharakteristika der Items auch die Mittelwerte der Subskalen, deren Boden- und Deckeneffekte, die interne Konsistenz und die Skalenstruktur des Fragebogens reflektiert. Ein hoher Skalenfit bis 100% bedeutet, daß ein Item wie gewünscht mit seiner eigenen Skala höher oder signifikant höher korreliert als mit einer anderen Skala. Je höher also der Skalenfit pro Skala, desto besser die

Zugehörigkeit der Items zu einer Skala. Die statistische Auswertung auf deskriptiver und varianzanalytischer bzw. korrelationsstatistischer Ebene wurde mit Hilfe des Statistical Analysis Systems SAS durchgeführt.

Im Vordergrund der hier berichteten Auswertung stand die Prüfung der psychometrischen Eigenschaften des neu entwickelten Instruments hinsichtlich Skalenstruktur und Reliabilität, konvergenter und diskriminanter Validität und einer Beschreibung der Lebensqualität von Patienten und Partnerinnen in bezug auf die verwandten Skalen.

3. Ergebnisse

3.1. Klinische und soziodemographische Charakteristiken

Von den 180 postalisch kontaktierten Patienten sandten 83 den Fragebogen zurück, 60 Partnerinnenfragebögen trafen ein. Das durchschnittliche Alter der Männer lag bei 51,4 Jahren, das der Frauen bei 46,6 Jahren. Etwa 70% der Männer und 90% der Frauen lebten mit ihren Partnern zusammen, Kinder waren in $^2/_3$ der Fälle vorhanden. Beim Schulabschluß überwog der Hauptschulabschluß, allerdings hatten 29,5% der Männer Abitur. Bei der Berufsausbildung und der beruflichen Position überwogen Berufsschule mit Angestelltenstatus, 56,2% der Männer und 39,7% der Frauen waren ganztags berufstätig.

Die klinischen Daten zum Zeitpunkt der Aufnahme in die Studie zeigten, daß 18,3% in den letzten zwei Wochen und 17,1% in den letzten drei Monaten vor Eintritt in die Studie eine Koitusfrequenz von 0 hatten, in 46,3% der Fälle fehlten morgendliche Erektionen ganz, in 50,2% lagen situationsbedingte Erektionen vor. Über Ejakulationsstörungen wurde von 40,2% der Patienten berichtet. Bezüglich der Komorbidität waren eine Alkoholanamnese bei 30,5%, Gefäßkrankheiten bei 24,4% und Raucherstatus bei 34,1% der Patienten zu finden.

Bei der sexuellen Funktion ergab sich aus den Krankenakten, daß nur 18% der Patienten in den letzten zwei Wochen vor der klinischen Untersuchung einen Koitus gehabt hatten, wobei der missing-data-Anteil relativ hoch liegt. Das Fehlen von Erektionen, morgens und situationsbedingt, gab etwa die Hälfte der Population an, Libidoverlust wurde bei 70% der Patienten festgestellt, Ejakulationsstörungen bei 55%. Erfaßt wurde ebenfalls die Gliedsteife (gering = 1 bis 5 = hoch) bei verschiedenen sexuellen Aktivitäten, hier überwog eine Gliedsteife von 2 beim Koitus, in 26% der Fälle. Bei der klinischen Charakteristik der Patienten ist zu beachten, daß die vorliegenden Daten sich auf die klinische Situation bis zu einem Jahr vor Befragungsbeginn beziehen und daß somit zwischenzeitliche Änderungen nicht in die klinische Dokumentation eingingen.

Eine Prüfung von Unterschieden zwischen teilnahmebereiten und nicht teilnahmebereiten Patienten aus dem Gesamtkollektiv der 180 angeschriebenen Personen mit Hilfe des Chi-Quadrat-Tests ergab, daß mit Ausnahme eines leicht erhöhten Harnsäurewertes und leicht erhöhter Koitusfrequenz bei teilnehmenden Patienten sich in keiner der dokumentierten klinischen Variablen signifikante Unterschiede zwischen Teilnehmern und Verweigerern ergaben.

Im Fragebogen zu ihrer aktuellen Problematik und zur Behandlung befragt, gaben 46,8% der Männer an, derzeit Probleme im sexuellen Bereich zu haben, wobei sich die Männer als stark unter den Erektionsstörungen leidend bezeichnen und die durchschnittliche Dauer der Störung neun Monate beträgt. Etwa $^3/_4$ der Patienten hatten wegen der Erektionsstörungen kurz vor Ausfüllen des Fragebogens einen Arzt besucht, in 80% der Fälle wurde die Störung behandelt. Hier wurde hauptsächlich medikamentöse Therapie eingesetzt, wobei aber 41,9% der Patienten angeben, daß sich die Beschwerden durch die Behandlung nicht bzw. bei 29,8% kaum gebessert haben. 91,7% der Frauen geben an, daß bei ihnen keine sexuellen Störungen vorliegen, diejenigen, die über eine solche Störung berichten, haben sowohl Gesprächs- als auch Hormontherapie bekommen, wobei auch hier nur in 22,3% der Fälle eine Besserung eintrat.

3.2. Psychometrische Qualität der Fragebögen

Ziel der Auswertung war, die psychometrischen Eigenschaften der neu entwickelten Fragebögen zu Sexualität und Alltag, Wichtigkeit und Zufriedenheit im sexuellen Bereich sowie Gründe für sexuelle Probleme zu prüfen und die Patienten sowie ihre Partnerinnen auf diesen Skalen vergleichend darzustellen. Bei der psychometrischen Prüfung wurden sowohl die Reliabilität und Skalenstruktur für die neu entwickelten Fragebögen geprüft als auch die diskriminante und konvergente Validität. Die konvergente Validität wurde geprüft durch Korrelation der neu entwickelten Fragebögen mit bereits etablierten Verfahren zur Erfassung der Lebensqualität, nämlich Fragebogen „Alltagsleben" (*Bullinger* et al., 1993), Fragebogen zur Partnerschaftsbeziehung (*Hahlweg* et al., 1996), Befindlichkeitsskala/Profile of Mood Scales (*Bullinger* et al., 1990) und die Beschwerdeliste BL (*v. Zerssen,* 1976).

Der Fragebogen zur sexuellen Lebensqualität war speziell für die Studie entwickelt worden und enthielt 34 Items, die so formuliert waren, daß sowohl Männer als auch Frauen sie für eine Beurteilung ihrer eigenen Lebenssituation benutzen konnten. Der Fragebogen war so aufgebaut, daß vier Bereiche der Lebensqualität in sexueller Hinsicht erfaßt wurden:

1) Qualität der Beziehung und Verständnis füreinander,
2) Vitalität und Männlichkeit bzw. Weiblichkeit,

Tabelle 1. Fragebogen Sexualität und Alltag

	Items	Mittel-wert	Standard-abw.	Boden %	Decke %	Skalenfit %	Interne Konstistenz	Test-Retest Korrelation
Verständnis/ Qualität Sex	8	2,27	0,96	0	0	79,2	.74	.73
Vitalität/ Männlichkeit	5	1,95	0,65	2,4	1,2	86,7	.81	.55
Angst/Psyche	11	1,99	0,87	0	0	100	.86	.74
Akzeptanz/ Sozialleben	8	2,81	0,81	0	0	83,3	.75	.61

3) psychisches Befinden inklusive Angst und
4) Akzeptanz der Störung, auch im sozialen Bereich.

Nach konfirmatorischer Prüfung dieser Skalenstruktur mit Hilfe des MAP-Programms zeigte sich, daß der Fragebogen „Sexualität und Alltag" gute bis befriedigende psychometrische Kennwerte zeigt. Die Skalenbreite wurde gut ausgenutzt, geringe Boden- oder Deckeneffekte wurden gefunden und der Skalenfit näherte sich den optimalen 100% an. Die internen Konsistenzkoeffizienten lagen bei über $\alpha = .74$, die Test-Retest-Ergebnisse waren ebenfalls befriedigend, mit Ausnahme einer geringen Test-Retest-Reliabilität der Subskala Vitalität (vgl. Tabelle 1).

Die Aussagen des Fragebogens „Gründe für Probleme" und die Aussagen des Fragebogens „Gründe für sexuelle Probleme" wurden zu fünf Dimensionen zusammengefaßt: 1. organische Gründe, 2. berufliche Anspannung, 3. sexuell verminderte sexuelle Leistungsfähigkeit, 4. Beziehungsprobleme und 5. psychische Befindlichkeitsbeeinträchtigung. Eine MAP-Analyse dieser Skalenstruktur bei Männern ergab eine Ausnutzung des unteren Skalendrittelmittelwerts zwischen 1 und 2, mit Bodeneffekten um 10%. Der Skalenfit des neu konstruierten Fragebogens war mit Ausnahme der Dimension psychische Befindlichkeit, die allerdings nur drei Items enthält, mit über 70% sehr gut, die internen Konsistenzkoeffizienten

Tabelle 2. Gründe für Probleme

	Items	Mittel-wert (0–3)	Standard-abw.	Boden %	Decke %	Skalenfit %	Interne Konstistenz	Test-Retest Korrelation
Organisch	4	1,13	0,72	13,2	0	93,8	.65	.67
Beruf	3	1,30	0,83	11,8	3,9	91,7	.66	.32
Leistung	5	1,28	0,79	10,5	3,9	90,0	.79	.47
Beziehung	3	1,10	0,99	26,3	9,2	83,3	.72	.63
Psyche	3	1,11	0,90	18,4	7,9	75,0	.64	.43

Tabelle 3. Zufriedenheit

	Items	Mittelwert (0–4)	Standardabw.	Boden %	Decke %	Skalenfit %	Interne Konstistenz	Test-Retest Korrelation
Selbstbild	4	1,63	0,73	4,9	0	37,5	.66	.63
Sexualität	5	2,00	0,67	1,2	0	20	.59	.56
Partnerschaft	4	2,72	0,72	1,2	2,5	50	.62	.71
Total	13	2,12	0,59	1,2	0	34,6	.84	.70

lagen bei zwei Subskalen über $\alpha = .70$, bei drei weiteren knapp darunter. Bei der Test-Retest-Reliabilität zeigte sich, daß vor allen Dingen organische und beziehungsbezogene Gründe als relativ stabil wahrgenommen wurden (vgl. Tabelle 2).

Im Fragebogen „Wichtigkeit von und Zufriedenheit mit sexuellen Lebensbereichen" wurden Männer und Frauen danach gefragt, wie wichtig ihnen verschiedene Aspekte der Sexualität sind und wie zufrieden sie mit den verschiedenen Aspekten sind, von der erotischen Anziehungskraft bis hin zur sexuellen Potenz. Die Skala ist so aufgebaut, daß Aussagen zur Zufriedenheit mit dem Selbstbild, mit der Sexualität und mit der Partnerschaft möglich sind, und daß ein Summenwert gebildet werden kann. Die MAP-Analyse zeigte, daß die Skalenkonsistenz etwas unter $\alpha = .70$ lag und daher nicht optimal war, auch die Test-Retest-Korrelationen lagen im unteren Bereich. Die Erfolgsstatistik zum Skalenfit ergab, daß in dieser Skala eine eindeutige Differenzierung von Zufriedenheitsbereichen nicht möglich ist, d.h. daß eine Einzeldarstellung bzw. ein Summenwert hier angebrachter ist (vgl. Tabelle 3).

Das „sexuelle Erleben" wurde mit Hilfe eines speziellen Fragebogens erfaßt, wobei jeweils vier erfragte sexuelle Verhaltens- und Erlebnisbereiche dargestellt wurden und in bezug auf die Häufigkeit des sexuellen Verhaltens sowie dessen Qualität beurteilt wurden (Häufigkeit des sexuellen Verhaltens, Intensität des Orgasmus, Gliedsteife bzw. Erregung während verschiedener sexueller Aktivitäten und sexuelle Zufriedenheit bzw. Befriedigung nach sexuellem Kontakt. Die Items des Moduls Sexualleben wurden in den Bereichen Häufigkeit, sexueller Kontakt und Intensität der

Tabelle 4. Sexualität

	Items	Mittelwert (0–5)	Standardabw.	Boden %	Decke %	Skalenfit %	Interne Konsistenz
Sex allgem.	7	1,96	1,01	3,8	0	78,6	.80
Orgasmus	6	2,26	0,59	13,8	0	58,3	.62
Erregung	6	1,58	1,22	13,8	0	100,0	.84

Erregung mit Hilfe des MAP-Programmes analysiert, und hier ergab sich, daß die psychometrischen Eigenschaften optimal sind sowohl für Männer als auch für Frauen und daß eine Aggregation der Items unter dem Aspekt der Häufigkeit des Sexualverhaltens und der Intensität der Erregung möglich erscheint (vgl. Tabelle 4).

Die konvergente Validität der neu entwickelten Fragebögen wurde geprüft anhand ihrer Korrelationen in ähnlich erfaßten Bereichen miteinander bzw. mit Hilfe der bereits etablierten Fragebögen. Hier zeigte sich für die Korrelationen des neu entwickelten Fragebogens zur sexuellen Lebensqualität mit den Dimensionen Sozialleben, Sexualität aus dem Fragebogen „Alltagsleben", mit der Dimension der sexuellen Zufriedenheit aus dem Fragebogen zum sexuellen Erleben ein Koeffizient von r = .70 und r = .62 mit Zärtlichkeit aus dem Fragebogen „Alltagsleben" und r = .60 aus dem Fragebogen „Partnerschaft". Bei der Dimension „Vitalität und Männlichkeit" fielen hohe Korrelationen mit der Subskala „Körper" (r = .54) aus dem Fragebogen „Alltagsleben" auf, ebenso mit den Subskalen „Psyche und Alltag" desselben Fragebogens. Darüber hinaus korreliert die Vitalität/Männlichkeit hoch mit Partnerschaft (Zärtlichkeit r = .41, Gemeinsamkeit r = .36), geringer mit den Dimensionen der Zufriedenheit mit der Sexualität, hoch aber mit Befindlichkeitsskalen und Beschwerdelistemaßen. Die Korrelation der Dimension Angst/Psyche war besonders hoch mit dem Fragebogen „Alltagsleben", Subskala „Sexualität" (r = .49) sowie der Psycheskala des Fragebogens „Alltagsleben" (r = .34) sowie den POMS (r = .23 bis .38). Akzeptanz im Sozialleben korrelierte hoch mit allen Dimensionen des Fragebogens „Alltagsleben" (r = .41 bis .62), auch mit der Zufriedenheit und mit Stimmung und Beschwerden (vgl. Tabelle 5).

Die diskriminante Validität erbrachte, daß Frauen im Fragebogen „Sexualität und Alltag" in den Dimensionen Vitalität und Angst beim psychischen Wohlbefinden höhere Werte hatten, auch in der Zufriedenheit mit dem Selbstbild und der Sexualität. Leben in der Partnerschaft hatte ebenfalls einen positiven Effekt auf Indikatoren der Lebensqualität wie auf vorhandene Berufstätigkeit. Bei den Altersgruppen zeigte sich hinsichtlich der Lebensqualitätsdimensionen eine höhere Zufriedenheit bei älteren Patienten mit der psychischen Befindlichkeit, aber auch eine höhere Beschwerdenlast. Die Vorbildung hatte einen eher nur unsystematischen Einfluß auf die abhängigen Variablen (vgl. Tabelle 6).

3.3. Unterschiede zwischen Patienten und Partnerinnen

In der Häufigkeitsauszählung von Nennungen der Gründe für sexuelle Probleme (Tabelle 7) maßen Männer und Frauen der organischen Ätiologie die höchste Bedeutung zu („körperlich nicht o. k." bzw. „Krankheit"), wobei Männer aber etwas mehr zur unspezifischeren Ausdrucksweise

Tabelle 5. Konvergente Validität: Sexualität und Alltag

	Verständnis/ Qualität	Vitalität/ Männlichkeit	Angst/ Psyche	Akzeptanz/ Sozialleben
Alltagsleben				
- Körper	.21	.54	.21	.45
- Psyche	.26	.41	.34	.57
- Alltag	.21	.43	.21	.50
- Sozialleben	.50	.38	.28	.52
- Sexualität	.62	.18	.49	.41
- Lebensfreude	.28	.39	.22	.62
- Medizinische Versorgung	.42	.33	.27	.40
Sexualität				
- Sex allgemein	.40	.34	.25	.19
- Erregung	.26	.28	.17	-.03
- Orgamus	.10	.12	.35	.12
Gründe				
- Organisch	-.12	-.25	-.22	.02
- Beruf	-.21	-.10	-.14	-.31
- Leistung	-.20	-.13	-.34	-.21
- Beziehung	-.11	-.13	-.06	-.03
- Psyche	-.05	-.06	-.08	-.04
Partnerschaft				
- Streitverhalten	.26	.17	.28	.24
- Zärtlichkeit	.60	.41	.23	.46
- Gemeinsamkeit	.55	.36	.06	.46
- Summenwert	.59	.40	.24	.49
Wichtigkeit				
- Selbstbild	.29	.45	.06	.36
- Sexualität	.42	.36	.28	.29
- Partnerschaft	.46	.39	.04	.33
- Summenwert	.49	.49	.19	.39
Zufriedenheit				
- Selbstbild	.57	.37	.25	.28
- Sexualität	.62	.33	.38	.45
- Partnerschaft	.60	.32	.19	.41
- Summenwert	.69	.41	.32	.44
POMS				
- Müdigkeit	-.20	-.58	-.23	-.50
- Tatendrang	.40	.56	.38	.62
- Missmut	-.31	-.35	-.23	-.65
- Geistige Regsamkeit	.23	.39	.26	.52
- Benommenheit	-.23	-.44	-.30	-.51
Beschwerdeliste	-.15	-.48	-.19	-.44
Vertrauen Arzt/Patient				
- Kompetenz	.33	.16	.06	.15
- Organisation	.20	.03	.15	.06
- Qualität	.34	.18	.02	.25

Tabelle 6. Diskriminante Validität: Sexualität und Alltag

	Männer vs. Frauen	Partner ja vs. nein	Berufstätig ja vs. nein	Altersgruppen	Schulbildung
Alltagsleben					
- Psyche					
- Körper	Frauen +		ja +		
- Sozialleben		ja +			
- Alltag	Frauen +		ja +		
- Medizinische Versorgung					
- Lebensfreude	Frauen +				
- Sexualleben					je höher desto +
Sexualität und Alltag					
- Verständnis/Qualität					
- Vitalität/Männlichkeit	Frauen +				
- Angst/Psyche	Frauen +				
- Akzeptanz/Sozialleben		ja +		je älter desto +	
Zufriedenheit					
- Selbstbild	Frauen +				
- Sexualität					
- Partnerschaft				< 40 J. +	
Wichtigkeit					
- Selbstbild					
- Sexualität	Frauen +			< 40 J. u. > 60 J. +	
- Partnerschaft					
Gründe					
- Organisch			ja –	je älter desto +	je höher desto –
- Beruf					
- Leistung					
- Beziehung					
Arzt/Patient					
- Kompetenz		ja +			je höher desto –
- Organisation					
- Qualität Arzt/Patient		ja +			
- Beziehung					
Sexualität					
- Sexualleben allgemein			ja +	je älter desto –	
- Orgasmus			ja +		
- Erregung			ja +	je älter desto –	
POMS					
- Müdigkeit	Frauen +				
- Tatendrang					
- Missmut				je älter desto +	
- Benommenheit	Frauen +		ja +		
- Geistige Regsamkeit	Frauen +				je höher desto +
Beschwerdenliste Partnerschaft (Summe)			ja +		

Tabelle 7. Häufigste Gründe für sexuelle Probleme

	Männer	Frauen
Körperlich nicht ok	33,3%	17,3%
Alter	2,7%	11,5%
Hormone	4,0%	1,9%
Keine Lust	2,7%	1,9%
Seelisch nicht gut	9,3%	5,8%
Sex nicht so wichtig	–	–
Zuviel Streß/Hektik	6,7%	7,7%
Kein guter Liebhaber	–	1,9%
Beziehungskonflikte	4,0%	3,8%
Versagensangst	8,0%	9,6%
Berufliche Anspannung	1,3%	1,9%
Sexueller Leistungsdruck	2,7%	3,8%
Frau/Mann wenig erregend	5,3%	–
Wenig Bemühung	–	–
Erfolgszwang	1,3%	–
Frau/Mann sexuell überfordert	–	–
Sex nicht entspannend	2,7%	3,8%
Krankheit	10,7%	26,9%
Sonstiges	5,3%	1,9%

neigten (körperlich nicht o. k.). Auf das Alter führten 11,5% der Frauen (aber nur 2,7% der Männer) die Störung zurück, Versagensangst wurde von beiden Gruppen etwa gleich häufig genannt (8–10%). Im Bereich der sexuellen Lebensqualität (Sexualität und Alltag) ergaben sich signifikante Unterschiede zwischen Männern und Frauen hinsichtlich erhöhter Vitalität, besonders aber deutlich größerer Angstfreiheit/psychischen Wohlbefindens der Frauen (vgl. Abb. 1). Ein Vergleich der Wichtigkeit und Zufrie-

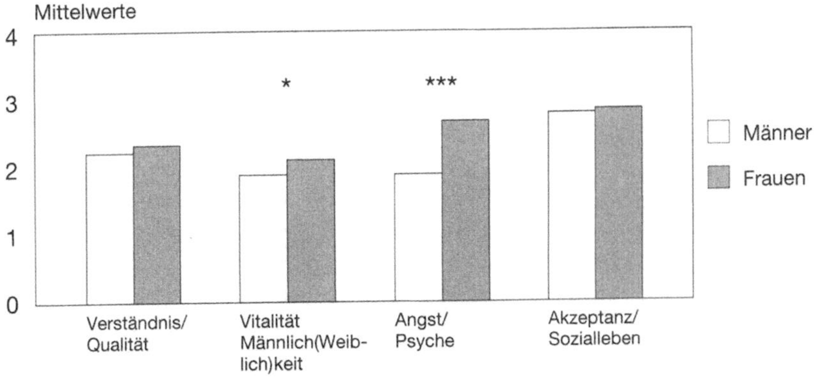

Abb. 1. Sexualität und Alltag (* $p < 0{,}05$; *** $p < 0{,}001$)

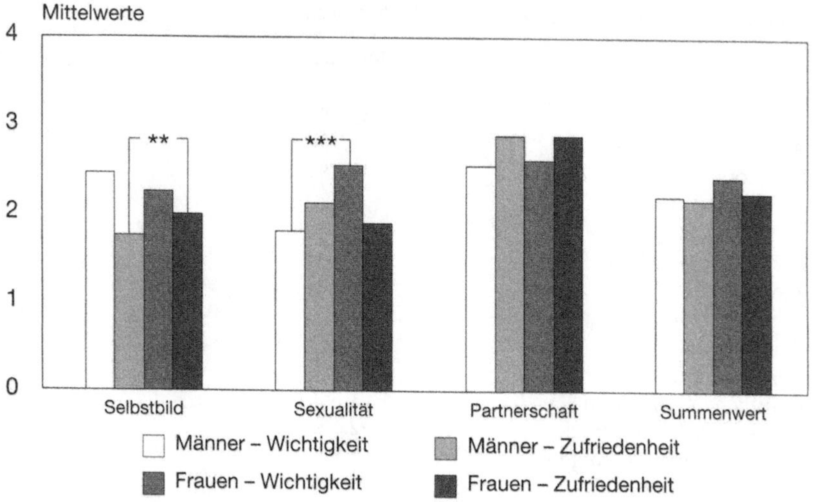

Abb. 2. Wichtigkeit und Zufriedenheit (** $p < 0.01$, *** $p < 0.001$)

denheitsbewertungen zeigt, daß die Männer signifikant unzufriedener mit ihrem Selbstbild sind, allerdings die Wichtigkeit der Sexualität als geringer einschätzen als die Frauen (Abb. 2).

Hinsichtlich der Dimensionen sexuelles Erleben zeigten sich keine signifikanten Unterschiede zwischen Männern und Frauen (vgl. Abb. 3).

Insgesamt weisen die Daten darauf hin, daß Unterschiede sowohl innerhalb der Gruppe der Patienten als auch der Partnerinnen bestehen in der Beeinträchtigung durch die Symptomatik und daß die Unterschiede zwischen Männern und Frauen gering sind.

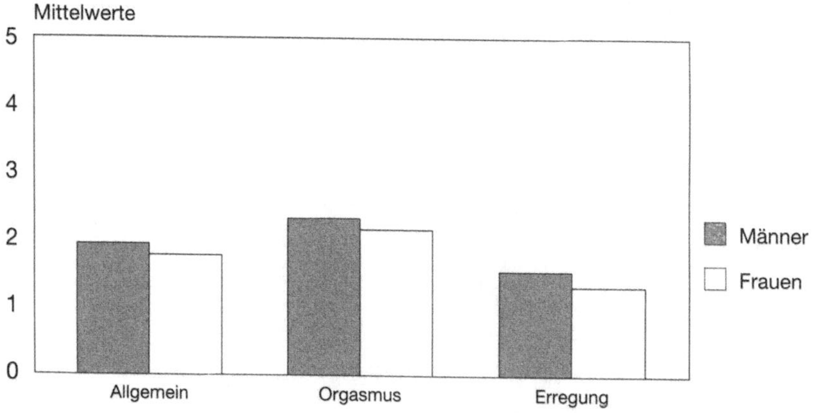

Abb. 3. Sexualleben

Diskussion

Die erektile Dysfunktion ist eine gemischt psychogene und organisch bedingte Erektionsstörung, die bei Männern jeglichen Alters, besonders aber jenseits des 40. Lebensjahres auftreten kann (*Krause* et al., 1991). Das Unvermögen zum Sexualkontakt stellt für die Männer, aber auch für ihre Frauen nicht nur ein Problem hinsichtlich der sexuellen Potenz dar, sondern auch hinsichtlich der Lebensqualität und der Partnerbeziehung (*Masters* und *Johnson,* 1970). Ziel einer Behandlung der erektilen Dysfunktion sollte es also sein, nicht nur die sexuelle Funktionsfähigkeit, sondern auch Erleben, Wohlbefinden und Verhalten der betroffenen Paare positiv zu beeinflussen (*Masters* und *Johnson,* 1973). Die Entwicklung eines Instrumentariums zur Erfassung der Lebensqualität war Ziel dieser Arbeit.

Die Pilotstudie ergab, daß die standardisierten Bögen auch in der Population von Patienten mit erektiler Dysfunktion zur Erfassung ihrer Lebenssituation einsetzbar sind. Für die neu entwickelten Fragebögen „sexuelle Lebensqualität", „Gründe für sexuelle Probleme", „Zufriedenheit und Wichtigkeit von Lebensbereichen" und „Sexualerleben" zeigt sich, daß der Fragebogen „sexuelle Lebensqualität" psychometrisch und von der Akzeptanz her sehr gute Eigenschaften hat. Inhaltlich zeigt er, daß trotz Unzufriedenheit in diesen Bereichen und bestehender Erektionsprobleme sexuelle Aktivitäten in anderen Bereichen vorhanden sind und auch positiv erlebt werden. Hier wird besonders auffällig, wie problematisch die Wahl eines Zielkriteriums in Studien zur Behandlung erektiler Dysfunktion ist. Eine solche Überlegung besteht in der Diskussion, inwieweit die Divergenz bzw. Korrespondenz von Partnerin und Patient in den erfragten Lebensbereichen von Interesse ist. Ein solches metaanalytisches Maß des Therapieerfolgs könnte dem Charakter der sexuellen Erfahrung entsprechen und zeigt, daß es möglicherweise weniger wichtig ist, eine wie auch immer geartete Norm, z. B. zweimal Geschlechtsverkehr pro Woche, zu verfolgen, als a) individuelle Vorstellungen von Sexualität zu repräsentieren und b) Divergenzen der Paare in der Einschätzung des sexuellen Bereichs zu minimieren.

Die bisherigen Erfahrungen mit dem neu entwickelten Instrumentarium zeigen, daß es ein ökonomisches, handhabbares und psychometrisch robustes Instrumentarium darstellt. Hinsichtlich einer individuellen Zielvorgabe in der Therapie der sexuellen Dysfunktion erscheint es sinnvoll, auch mit Methoden zu arbeiten, in denen der Patient zu Beginn der Therapie sein Therapieziel mit den Therapeuten bespricht und in denen dieses auch im Verlauf der Therapie dokumentiert wird. Von Bedeutung ist auch, die individuelle Relevanz der sexuellen Aktivitäten zu erfassen, so z. B. nicht nur zu erfragen, wie das sexuelle Erleben derzeit ist, z. B. Häufigkeit oder aktuelle Zufriedenheit, sondern auch, wie die Patienten sich dieses Erleben am Ende der Behandlung wünschen würden. Durch die Verwendung des eingesetzten Instrumentariums ist es möglich, die einzelnen Items auch hinsichtlich ihrer Wichtigkeit beurteilen zu lassen, wie dies in der Zufriedenheitsliste bereits geschehen ist. Es ist zu sehen, daß das speziell für eine Untersuchung zum Therapieziel bei erektiler Dysfunktion entwickelte Instrumentarium durch entsprechende psychometrische Prüfungen mit gutem Erfolg akzeptiert werden kann, sowohl hinsichtlich der psychometrischen Gütekriterien als auch der Praktikabilität. Mit der Arbeit wurde versucht, einen Beitrag zur Methodenentwicklung im Rahmen der Therapie sexueller Funktionsstörungen zu leisten, der sowohl für Männer als auch für Frauen und darüber hinaus für Paare anwendbar ist. Auf inhaltlicher Ebene zeigt die Untersuchung, daß Probleme im sexuellen Bereich wahrgenommen werden, die aber im Bereich der Lebensqualität nicht notwendigerweise als in allen Bereichen und nicht als von allen Personen beeinträchtigend erlebt werden. Dies deutet darauf hin, daß bei der Therapiezielformulierung bei der Therapie der erektilen Dysfunktion auf die jeweils vorhandenen Zielorientierungen, Wertvorstellungen und Lebenszusammenhänge der Patienten gesondert einzugehen ist (vgl. auch *Singer-Kaplan,* 1981). Wie die klinische Erfahrung zeigt, ist es bei einigen Patienten möglich, die sexuellen Aktivitäten von einer a priori vom Patienten festgelegten Zahl erfolgreicher Koitusversuche auf andere nicht angstbesetzte Bereiche der sexuellen Interaktion umzudefinieren. Eine solche Variabilität im sexuellen Verhalten und in den sexuellen Zielvorstellungen sollte auch methodisch bei der Erfassung des Zielkriteriums durch Meßinstrumentarien gewährleistet sein, das in der Definition der Funktionsstörungen und der sie begleitenden Lebensqualität der Patienten nicht einseitig auf eine bestimmte Norm ausgerichtet ist.

Zusammenfassung

Bei der Therapie der erektilen Dysfunktion stand bisher als vorrangiges Ziel therapeutischen Handelns die Wiedergewinnung der Potenz im Vordergrund. Von Bedeutung ist aber auch, wie die Patienten und ihre Partnerinnen ihr sexuelles Leben insgesamt und ihre gesundheitsbezogene Lebensqualität im Zusammenhang mit der Funktionsstörung beurteilen. Zur Erfassung dieses speziellen Aspektes von Wohlbefinden und Funktionsfähigkeit wurde in der vorliegenden Studie ein entsprechendes Meßinstrument entwickelt und geprüft. An der Querschnittsstudie nahmen 83 von 180 kontaktierten Patienten mit diagnostizierter erektiler Dysfunktion sowie 60 Partnerinnen dieser Patienten teil. Der auszufüllende Fragebogen bestand aus verschiedenen auch neu entwickelten Instrumenten, die mit Hilfe psychometrischer Gütekriterien bezüglich Reliabilität und Validität geprüft wurden. Die Ergebnisse zeigten, daß der Fragebogen die Gütekriterien der psychometrischen Testung erfüllt und daß er von Patienten und Partnerinnen akzeptiert wird. Inhaltlich ergaben sich erlebte Beeinträchtigungen der Lebensqualität in sexueller Hinsicht, aber auch in nicht sexualitätsbezogenen Bereichen, deutlicher ausgeprägt bei Patienten als bei Partnerinnen. Die sexuelle Lebensqualität korrelierte stark mit Partnerschaftszufriedenheit und organischer Krankheitsattribution, weniger aber mit Indikatoren sexueller Funktionsstörungen. Die Ergebnisse der psychometrischen Prüfung und der Anwendung des Fragebogens zeigen, daß ein Instrument entwickelt wurde, mit dem die Erfassung eines wesentlichen Zielkriteriums sexologischer Behandlungen möglich ist.

Literatur

Althoff SE, Turner LA, Levine SB, Risen CB, Bodner D, Kursh ED, Resnick MI (1991) Sexual, psychological and marital impact of self-injection of papaverine and phentolamine: A long-term prospective study. J of Sex Mar Ther

Bancroft J (1993) But what is psychogenic erectile dysfunction? Int of Impotence Res 4: 205–206.

Bancroft J (1991) Die Zweischneidigkeit der Medikalisierung männlicher Sexualität. Z Sexualforschung 4: 294–308.

Bullinger M (1997) Gesundheitsbezogene Lebensqualität und subjektive Gesundheit. Psychother Psychosom Med Psychol 47: 76–91

Bullinger M, Heinisch M, Ludwig M, Geier S (1990) Skalen zur Erfassung des Wohlbefindens: Psychometrische Analysen zum „Profile of Mood States (POMS)" und zum „Psychological General Well Being Index (PGWI)". Z f differentielle und diagnostische Psychologie 11: 53–61

Bullinger M, Kirchberger I, von Steinbüchel N (1993) Der Fragebogen „Alltagsleben" – ein Verfahren zur Erfassung der gesundheitsbezogenen Lebensqualität. Z f Med Psychol 3: 121–131

Fahrner EM, Kockott G (1994) Funktionelle Sexualstörungen. In: Reinecker H (Hrsg) Lehrbuch der klinischen Psychologie. 2. Aufl, Hogrefe, 459-478.

Fallon B (1995) Intracavernous injection therapy for male erectile dysfunction. Urol Clinics of North America 22: 833–845

Feldman HA, Goldstein I, Hatzichristou DG, Krane RJ, McKinlay JB (1994) Impotence and its Medical and Psychosocial. Correlates: Results of the Massachusetts Male Aging Study. The Journal of Urology Vol 151: 54–61.

Glick HA, McCarron TJ, Willke RJ, Erder MH, Althoff SE, Linet OI (1995) Quality of life effects of alprostadil therapy for erectile dysfunction. Paper presented at the first European Society for Impotence Research Meeting in Greece

Hahlweg K (1996) Fragebogen zur Partnerschaftsdiagnostik (FPD). Hogrefe, Göttingen

Hays R, Hatashi H (1988) User's guide for the multitrait analysis program (MAP). Rand Corporation Report no. N-2786-RC

Kaplan HS (1994) The combined use of sex therapy and intrapenile injections in the treatment of impotence. J of Sex and Marital Ther 16: 195–207 .

Keogh EJ et al. (1989) Treatment of impotence by intrapenile injections. A comparison of papaverine versus papaverine and phentolamine: a double-blind, crossover trial. J of Urol 142: 726–727

Kockott G (1988) Psychotherapie der erektilen Dysfunktion. In: Bähren W, Altwein JE (Hrsg) Impotenz. Thieme, Stuttgart New York

Krause J, Herth T, Maier W, Steiger A, Schönreich S, Benkert O (1991) An Interdisciplinary study towards a multiaxial classification of male sexual dysfunction. Acta Psychiatr Scand 84: 130–136

Lue TF (eds) (1992) World Book of Impotence. Smith Gordon and Company Limited, London

Masters WH, Johnson VE (1970) Human sexual inadequacy. Little, Brown and Company, Boston

Masters WH, Johnson VE (1973) Impotenz und Anorgasmie zur Therapie funktioneller Sexualstörungen. Goverts, Krüger, Stahlberg, Frankfurt

Singer-Kaplan H (1981) Hemmungen der Lust – Neue Konzepte der Psychosexualtherapie. Enke, Stuttgart

Speckens AEM, Hengeveld MW, Lycklama A, Nijeholt GAB, Van Hemet AM, Hawton KN (1993) Discrimination between psychogenic and erectile dysfunction. J of Psychosom Res 37: 135–142

Speckens AEM, Hengeveld MW, Lycklama A, Nijeholt GAB, Van Hemet AM, Hawton KN (1995) Psychosexual functioning of partners of men with presumed non-organic erectile dysfunction: Cause of consequence of the disorders? Arch of Sex Behav 24: 157–172

Thon WF, Hartmann U und die Studiengruppe (1993) Effektivität und Sicherheit der Schwellkörper-Autoinjektionstherapie mit Papaverin/Phentolamin. Urologe [A] 32: 466–469

Tölle R, Sökeland J (1987) Impotenz: Soma und (nicht: oder) Psyche. Dtsch Ärztebl 86: 1200

Turner LA, Althof SE, Levine SB, Bodner D, Kursh ED, Resnick MI (1992) Twelve-month comparison of treatments for erectile dysfunction: Self-injection versus external vacuum devices. Urology 2: 139–144

Van Driefl MF, Mooibroeck JJ, Van de Wiel HBM, Mensink HJA (1991) Intracavernous pharmacotherapy: psychological, sociological and medical aspects. Int J of Impotence Res 3: 95–104

Virag R et al. (1991) Intracavernous self-injection of vasoactive drugs in the treatment of impotence: 8-years experience with 615 cases. J of Urol 145: 287–293

Wagner G, Singer-Kaplan H (1993) The New Injection Treatment of Impotence. Bruner Mazel, New York

Weiske WH (1989) Drei Jahre Erfahrungen mit der Schwellkörperautoinjektionstherapie. Urologe (A) 28: 253–257

Zentgraf M et al. (1989) How safe is the treatment of impotence with intracavernous autoinjection? Eur Urol 16: 165–171

von Zerssen D (Hrsg) (1976) Die Befindlichkeitsskala (Bf-S) und die Beschwerdeliste (BL). Beltz, Weinheim

Zorgniotti AW, Lefleur RS (1985) Autoinjection of the corpus cavernosum with a vasoactive drug combination for vasculogenic impotence. J of Urol, 133, 39

Pharmakologische Behandlung sexueller Störungen beim alten Mann

Hermann-J. Vogt

Sexualität ist einer der zwei Grundtriebe, welche das Leben auf der Welt erhalten. Aus dieser allgemein anerkannten Tatsache ergibt sich, daß Sexualität auch im höheren und hohen Lebensalter für den Einzelnen Bedeutung hat oder haben kann. Das Sexualempfinden wird in gleicher Weise wie das Sexualverhalten sowohl in den verschiedenen Altersstufen als auch individuell unterschiedlich sein (*Verwoerdt* et al., 1969). Dies beruht zum einen auf biologischen Voraussetzungen und ist zum anderen durch soziale, soziologische sowie soziokulturelle Einflüsse bedingt.

Wenn ein Mann im Rentenalter über sexuelle Probleme und im besonderen über eine bestehende oder beginnende Unfähigkeit zum Beischlaf klagt, so sollte diese Klage nicht einfach mit dem Hinweis auf das Alter abgetan werden. Sicher unterliegen im Rahmen der natürlichen Alterungsprozesse auch die sexuellen Reaktionen – wie alle körperlichen Reaktionen – gewissen Änderungen. Darüber hinaus ist aber zu berücksichtigen, daß im höheren Lebensalter ebenso wie bei jüngeren Männern spezifische Ursachen für das Auftreten der Impotentia coeundi verantwortlich sein können. Über die physiologischen Änderungen mit zunehmendem Alter hinaus ist auch davon auszugehen, daß gehäuft Krankheiten auftreten (Tabelle 1), die entweder selbst Störungen oder Schwierigkeiten beim Genitalvollzug bewirken oder deren notwendige

Tabelle 1. Somatische Ursachen von Sexualstörungen

Alterungsprozesse
Hormonelle Störungen
Stoffwechselstörungen
Rheumatischer Formenkreis
Krankheiten am Gefäß-System
Genitalveränderungen
Verletzungen oder Unfall
Andere Krankheiten
Medikamente und Drogen

Tabelle 2. Medikamentös bedingte Erektionsstörungen

Sedativa
Antihistaminika
Antihypertensiva
Psychopharmaka
Gegengeschlechtliche Hormone u. a.
Suchtmittel

medikamentöse Behandlung die Erektions-, Orgasmus- oder Ejakulationsfähigkeit negativ beinflußt (Tabelle 2 u. 3). Libidostörungen werden seltener geklagt, da behindernde Krankheiten bis hin zur Multimorbidität und deren Behandlung im Vordergrund stehen. Werden organische Erkrankungen aufgedeckt, so darf dies nicht dazu verführen, diese als ausschließliche Ursache der von dem Patienten geklagten sexuellen Störungen anzusehen. Vielmehr muß die Bedeutung der pathologischen Organbefunde in ihrer Wirkung auf die Beischlaffähigkeit untersucht werden. Auch wenn der Beginn dieser Störungen seine Ursache im organischen Leiden haben kann, so folgt doch anschließend eine Verselbständigung der durch die Sexualstörung bedingten psychischen Störungen und somit eine psychogene Fixierung. Um zu einer gesicherten Diagnose zu kommen, stehen die Anamnese – einschließlich einer sorgfältig zu erhebenden Sexualanamnese – ein sorgfältiger klinischer Befund und entsprechende Laboruntersuchungen gleichrangig nebeneinander (*Vogt* und *Pirke,* 1982). Werden organische Erkrankungen erkannt, werden diese selbstverständlich zunächst nach dem Stand der medizinisch-naturwissenschaftlichen Kenntnissen behandelt.

Eine derartige somatische Therapie wird von den meisten Patienten gern angenommen, erlaubt sie ihnen doch, ihre sexuellen Schwierigkeiten hinter einem organischen Substrat zu verbergen. Eine Psychogenese oder psychosomatische Reaktionen werden – zumindest zunächst – geleugnet. Der verständliche Wunsch ist, ein Medikament zu erhalten, welches alle Schwierigkeiten schlagartig beseitigt. Die Erklärung, daß wegen der Vielzahl ätiologischer Möglichkeiten ein derartiges Universalmedikament nicht denkbar ist, wird mit Skepsis aufgenommen. Jeder kann einen Fall anführen, bei welchem eine einzige oder mehrere Spritzen oder auch Tabletten eine wundersame Heilung herbeigeführt haben. Ohne Zweifel

Tabelle 3. Antiandrogene Wirkung

Cyproteronacetat
Östrogene
Cimetidin
Ketoconazol
Spironolacton
Buserelin

Tabelle 4. Andropause

biologisches Altern
hormonelles Altern
psychisches Altern

gibt es solche Fälle, bei denen entweder eine organische Störung medikamentös therapiert werden konnte oder das Charisma des Therapeuten im Zusammenhang mit einem Placebo-Effekt des Medikamentes eine Verhaltensänderung des Patienten bewirkt hat.

Das Ziel einer jeden medikamentösen Behandlung ist, die krankheitsauslösende Ursache zu beseitigen. Da jedoch die Ätiopathogenese von Sexualstörungen so vielfältig ist, ist zu überlgen, in welchen Fällen eine Medikation überhaupt angezeigt ist. Gerade im Alter wird eine alleinige medikamentöse Behandlung ohne psychische Führung selten von Erfolg gekrönt sein.

Werden neben dem biologischen Altern (Tabelle 4) hormonelle Alterungsvorgänge (*Pirke* und *Dörr*, 1973; *Vogt* und *Pirke*, 1982; *Vermeulen*, 1988) erkannt, liegt hier die Domäne der medikamentösen Therapie. Vor Einleitung einer Androgen-Behandlung sollte man immer daran denken, daß vor allem bei einer länger dauernden Medikation ein latentes Prostata-Karzinom aktiviert werden kann. Eine rektale-digitale Kontrolle ist in höherem und hohen Lebensalter in vierteljährlichen Abständen dringend anzuraten, vor allem dann, wenn man eine länger dauernde Androgen-Behandlung vorsehen will. Testosteron-Depot-Präparate sind Mittel der Wahl für die androgene Dauersubstitution, für welche nach Erreichen von Normwerten in aller Regel 250 mg in einem 3wöchigen Intervall ausreichen. Da die orale Testosteron-Medikation als Folge der schnellen Metabolisierung in der Leber schlecht steuerbar ist, hat sich Testosteronundekanoat (Andriol®) für die orale Behandlung durchgesetzt. Die Resorption auf dem Lymphweg gewährleistet die Wirksamkeit in der Peripherie vor der Metabolisierung in der Leber. In den ersten 2–3 Wochen werden täglich 120–160 mg verordnet; eine anschließende Dosisreduktion (40–120 mg/die) richtet sich nach dem klinischen Effekt. Der Labor-Leitparameter ist nicht Testosteron, da durch die Erhöhung des Sexualhormon-bindenden Globulins (SHbG) speziell das freie und damit biologisch aktive Testosteron absinkt. Dies führt im Sinne einer körpereigenen Gegenregulation zu einem Anstieg des Luteotropen-Hormons (LH). Sinkt LH ab, kann die Substitutionsdosis reduziert werden.

Wird bei dem Schwellkörperinjektionstest (SKIT) im Rahmen der Somato-/Psychodiagnostik eine gute Funktionsfähigkeit des Membrum virile erkannt, kann man dies sowohl in der Psychotherapie nutzen als auch eine Schwellkörper-Autoinjektions-Therapie (SKAT) überlegen. In Sonderfällen kann bei sorgfältiger Abwägung der Kontraindikationen ein erhoffter Trainingseffekt der durch die vasoaktiven Substanzen erzwungenen Erektion im Rahmen der Sexualtherapie genutzt werden. Dies unterliegt der ärztlichen Therapiefreiheit und muß entsprechend verantwortet werden. Schriftliche Aufklärung des Patienten ist erforderlich . Dieses Vorgehen ist weitgehend aufgegeben worden, nachdem in den letzten Jahren Vakuum-Pumpsysteme zur Verfügung stehen, die durch den Sog einen erektionsähnlichen Zustand erzeugen. Ein Konstriktionsband um die Peniswurzel unterhält die Erektion durch Drosselung des venösen Abflusses.

Zahlreiche Männer schwören auf Aphrodisiaka, die auf dem freien Markt erhältlich sind. Dies ist der Beweis, daß der Glaube Berge versetzen kann. Der Arzt kann sich diesen Mythos zunutze machen durch Verordnung eines Placebos. Eine unerläßliche Bedingung für die Placebo-Wirkung ist eine positive Patient-Arzt-Beziehung.

Obwohl manche der angebotenen Sexualtonika auf eine bessere Durchblutung der Genitalregion abzielen, liegt ein wissenschaftlich abgesicherter Wirkungsnachweis hierfür bislang nicht vor. Dies gilt auch für Yohimbin-Gesamtextrakt (*Borelli,* 1960). Einzig Yohimbin-Hydrochlorid, ein standardisierter α2-Blocker, ist nicht nur bei der sogenannten psychogenen Impotenz (*Hartmann* et al., 1991), sondern auch bei organogenen Erektionsstörungen in einem überraschend hohen Prozentsatz wirksam (*Morales* et al., 1987). Die Erfolgsrate wird von *Reid* et al. (1987) bei „psychogener Impotenz" gleichgesetzt mit den Erfolgen von Sexual- und Paartherapie. Eigene Ergebnisse (*Vogt* et al., 1997) in einer doppelblinden, placebo-kontrollierten Studie bei 86 Patienten mit Erektionsstörungen, bei denen schwerwiegende organische und psychische Ursachen ausgeschlossen waren, erbrachten bei einer Dosierung von 30 mg/die über 8 Wochen sowohl subjektiv als auch bei polysomnographischen Untersuchungen im Schlaflabor einen signifikanten Effekt von 71% gegenüber 45% Besserung unter der Placebo-Gabe. Wesentliche unerwünschte Wirkungen wurden nicht gesehen. Die Wirkung der Yohimbin-HCL ist verständlich, da durch Abblocken von α2-Rezeptoren zur Relaxation und damit zur verbesserten Durchblutung des penilen Gewebes beigetragen wird (*Köhler* et al., 1995). Andere chemische Formulierungen, welche über die unterschiedlichsten molekularbiologischen Angriffspunkte eine Relaxation herbeiführen sollen, befinden sich in Vorbereitung oder in der klinischen Prüfung (*Köhler* et al., 1996).

Bei jeder medikamentösen Gabe zur Verbesserung der sexuellen Funktionsfähigkeit des Mannes steht im Vordergrund: nil nocere. Dies gilt in besonderer Weise auch in höherem und hohem Lebensalter. Veränderung in der Gesundheit, der Partnerschaft/Familie sowie im Tagesablauf nach Aufgabe der beruflichen Tätigkeit führen auch zu Veränderungen in der Sexualität. Dies bedeutet, daß der Stellenwert der Sexualität individuell ist und im Laufe des Lebens wechselt. Pharmakologische Behandlung von Sexualstörungen beim alten Mann beinhaltet deshalb eine sorgfältige

Abwägung der Indikation und der Kontraindikationen – nach Möglichkeit in Zusammenarbeit mit der Partnerin.

Literatur

Borelli S (1960) Die Aphrodisiaka. In: Marchionini A (Hrsg) Handbuch der Haut- und Geschlechtskrankheiten. (Jadassohn J Erg.-Werk VI/3) Springer, Berlin Göttingen Heidelberg, S. 737–766

Hartmann U, Stief CG, Djamilian M, Thon WF, Fritz KW, Langer D, Allhof EP, Jonas U (1991) Therapieversuch der erektilen Dysfunktion mit oraler Medikation bei selektierten Patienten. Urologe B 31: 204–206

Köhler LD, Borelli S, Vogt HJ (1995) Yohimbin-HCI in der Behandlung von Erektionsstörungen. Sexuologie 2 (3): 209–217

Köhler LD, Kautzky F, Vogt HJ (1996) Neurophysiologie und neurochemische Kontrolle der penilen Erektion. Sexuologie 3 (4): 204–221

Morales A, Condra M, Owen JA, Surridge DH, Fenemore J, Harris C (1987) Is yohimbine effective in the treatment of organic impotence? Results of a controlled trial. J Urol 137: 1168–1172

Pirke KM, Dörr P (1973) Age related changes and interrelationsship between plasma-testosterone, oestradiol and testosterone-binding globuline in normal adult males. Acta endocr (Kbh) 74: 792

Reid K, Surridge DHC, Morales A, Condra M, Harris C, Owen J (1987) Double-blind trial of yohimbine in treatment of psychogenic impotence. Lancet 2: 421–423

Vermeulen A (1988) Alteration of Leydig cell function and its mechanism in the aging male. In: Holstein AF, Leidenberger F, Hölzer KH, Bettendorf G (Hrsg) Carl Schirren Symposium: Advances in Andrology Berlin, Diesbach: 82–85

Verwoerdt A, Pfeiffer E, Wang S (1969) Sexual behaviour in senescene. Geriatrics 24: 137–154

Vogt HJ, Brandl P, Kockott G, Schmitz JR, Wiegand MH, Schadrack J, Gierend M (1997) Double-blind, Placebo-Controlled Safety and Efficacy Evalution Trial of Yohimbine Hydrochloride in the Treatment of Nonorganic Erectile Dysfunction. Internat J Impotence Research (in Druck)

Vogt HJ, Pirke KM (1982) Alterssexualität und Sexualstörungen beim Mann. In: Schneider J: Geriatrie für die Praxis. Schattauer, Stuttgart New York, S. 211–242

Urologische Aspekte bei Erektionsstörungen

J. Ullrich Schwarzer

Die erektile Dysfunktion wurde Ende der achtziger Jahre zum dominierenden Thema der Andrologie und der Urologie. Dabei wurden, in Umkehrung der früher angenommenen Verhältnisse, die Ursachen für Erektionsstörung von vielen Urologen überwiegend (bis zu 80%) organisch gesehen. Entsprechend wurde das diagnostische Spektrum bei der Abklärung von Potenzstörungen in den meisten Kliniken in Händen der Urologen ausschließlich organisch orientiert und mit operativ-technischen Methoden betrieben. Dabei wurde übersehen, daß umso mehr fraglich pathologische Befunde und Anomalien gefunden werden, je differenzierter und invasiver die angewandten Untersuchungsmethoden sind. Häufig führte dies in eine diagnostische Einbahnstraße, die dann zwangsläufig in einer „organischen" Therapie mündete. In den letzten 3–4 Jahren ist eine gewisse Kehrtwendung eingetreten, weil die Therapieergebnisse mit invasiven Verfahren häufig enttäuschend waren. Es gilt in urologischen Kreisen wieder als anerkannt, daß mindestens 50% der Potenzstörungen psychogener Art sind. So ist es heute auch eher möglich, die interdisziplinäre Abklärung (vor allem mit der Psychiatrie) zu fordern und auch zu realisieren.

Basisdiagnostik

Anamnese

Das wichtigste Diagnostikum, das dem Arzt zur Verfügung steht, ist die Anamnese. Diese ist auch nicht fachärztlich gebunden, sondern kann von jedem Allgemeinarzt in 10 Minuten vollständig durchgeführt werden, sofern er sich einige Gedanken zur klaren Strukturierung einer solchen Anamnese gemacht hat.

Der häufigste Fehler, der auch von vielen Urologen gemacht wird, ist eine zu oberflächliche Erhebung der Anamnese. So ist es von entscheidender Bedeutung, ob es sich um eine situative oder um eine durchgängige Störung handelt. Regelmäßige nächtliche oder morgendliche immissionsfähige Erektionen bei situativer Impotenz sprechen eindeutig für eine psychogene Störung. Umgekehrt spricht das Fehlen erlebter nächtlicher Erektionen nicht ausschließlich für eine organische Störung.

Wichtig ist die Einbeziehung der Partnerin bei der Anamnese, weil durch ihre Angaben phallische Mythen des Mannes entlarvt, andererseits klare Hinweise auch bei wirklich organischer Störung gegeben werden und eventuell ursächliche Beziehungsprobleme frühzeitig erkannt werden (*Schwarzer* et al., 1992). Eine gut strukturierte Anamnese wird auch rasch die wesentlichen Risikofaktoren für organisch verursachte Erektionsstörungen ermitteln. Dies sind Nikotin, Diabetes mellitus, Hypertonus, chronische Niereninsuffizienz, Hypertriglyzeridämie, Hypercholesterinämie, Hepatopathie, Schilddrüsenfunktionsstörungen sowie Adipositas. Die häufig angeschuldigten Pharmaka als Auslöser von Potenzstörungen dürfen nicht überbewertet werden. Reserpinhaltige Antihypertonika werden heute kaum mehr verordnet, H2-Blocker und Sedativa mögen als Cofaktor wirken, spielen in ihrer negativen Wirkung auf die Potenz aber eine untergeordnete Rolle.

Körperliche Untersuchung

Nach der Anamnese ist eine gründliche körperliche Untersuchung unumgänglich. So können damit entzündliche Veränderungen (z. B. Balanoposthitis, Prostatitis) oder Kohabitationshindernisse wie Phimose als Ursache von Potenzproblemen erkannt werden. Auch der periphere Pulsstatus gibt wichtige Hinweise auf die vaskuläre Situation.

Als Basislaborwerte sollten Blutzucker, harnpflichtige Substanzen und Leberwerte bestimmt werden. Der Hormonstatus mit Bestimmung von Testosteron, Prolactin, FSH, LH und Schilddrüsenhormonen muß nicht als Basisscreening durchgeführt werden, sondern ist fakultativ zu erheben.

Tabelle 1. Risikofaktoren für organisch verursachte Potenzstörung (in der Reihenfolge ihrer Bedeutung)

Nikotin
Diabetes mellitus
Hypertonus
Chronische Niereninsuffizienz
Hypertriglyzeridämie
Hypercholesterinämie
Hepathopathie
Schilddrüsenfunktionsstörungen
Adipositas
Pharmaka (Reserpinhaltige Antihypertonika H2-Blocker, Sedativa

Nichtinvasive diagnostische Verfahren

Nächtliche Tumeszenzmessung

Die nächtliche Tumeszenzmessung mit den Erektionsbändchen (Snap Gauge) gibt nur Auskunft, ob eine nächtliche Tumeszenz vorgelegen hat, sagt nichts über Dauer und Rigidität, weshalb die Bändchen keine Bedeutung haben.

Der Rigiscan hingegen gilt als differenzierte Meßmethode der nächtlichen Erektion. Er ist in der Lage, Tumeszenz von Rigidität zu unterscheiden und dabei auch die Dauer der Erektion zu registrieren. So kommt ihm sicher eine diagnostische Aussagekraft zur Ätiologie der Erektionsstörung zu. Doch auch bei der Bewertung des Rigiscan ist Vorsicht geboten. Nicht jeder Patient, der während der (in der Regel dreitägigen) Untersuchungszeit keine nächtlichen Erektionen hat, leidet deshalb an einer organisch bedingten Störung. Wahrscheinlich gibt es bei der Rigiscan-Messung keine falsch positiven Ergebnisse, aber auch dies ist nicht sicher. So leidet der Patient, der langdauernde nächtliche Erektionsphasen hat, mit hoher Wahrscheinlichkeit nicht an einer organischen Störung, doch gibt es in der Literatur Hinweise, daß die nächtlichen Erektionen in den REM-Phasen über andere Mechanismen induziert werden, als die erotisch ausgelöste Erektion (*Lavoisier* et al., 1989).

Schwellkörper-EMG (SPACE)

Bei dieser zunächst SPACE (Single Potential Analysis of Cavernous Electric activity) genannten Methode wird über am Penis angebrachte Nadel- oder Klebeelektroden ein EMG beider Schwellkörper geschrieben (*Stief* et al., 1996).

Der diagnostische Wert der Methode wurde zunächst sehr erwartungsvoll gesehen, bestand doch die Hoffnung auf eine nunmehr verfeinerte und differenziertere Untersuchungsmethode bei diskreten neurologischen Störungen. Die anfängliche Euphorie ist verflogen, das Schwellkörper-EMG wird nur von wenigen Zentren für klinische Studien angewandt und hat in prädiktiver Hinsicht (Unterscheidung Responder von Nonresponder vor peniler Revaskularisation) nicht den gestellten Erwartungen entsprochen. Space hat aber möglicherweise den Weg zu neuen Weiterentwicklungen eingeleitet, da es das diagnostische Dilemma bei neurogener Impotenz vor Augen geführt hat.

Alle bisherigen zur Verfügung stehenden Untersuchungsmethoden bei neurogenen Potenzstörungen (N. Pudendus, Bulbus cavernosus-Reflex etc.) sind ein zu grobes Armentarium, um beginnende neurogene Störungen, die keine anderen neurologischen Manifestationen bieten, erfassen zu können (*Lavoisier* et al., 1989). Auf diesem Gebiet wird die Zukunft möglicher diagnostischer Innovationen liegen, da es sicher eine Reihe von Patienten mit beginnenden Potenzstörungen gibt, die im weitesten Sinne eine Neuropathie aufweisen. Vielleicht werden Weiterentwicklungen des SPACE, vor allem rechnergestützte Auswertungsverfahren hier Fortschritte bringen.

Möglicherweise werden durch das bisher bestehende diagnostische Defizit auch einige Patienten dem Psychiater zugewiesen, die eigentlich in neurologische Behandlung gelangen sollten.

Die neurologische Untersuchung sollte, soweit immer möglich, bei entsprechendem Verdacht miteinbezogen werden, doch stößt dieser Wunsch beim Versuch der praktischen Realisierung wegen der eingeschränkten Kapazitäten neurologisch tätiger Kollegen schnell auf klare Grenzen.

Bewertung der nichtinvasiven Verfahren

Die bisher aufgeführten Basisverfahren zur Diagnostik können bei jedem Patienten mit einer Erektionsstörung eingesetzt werden, der Rigiscan wird wegen der hohen Kosten in den wenigsten Fällen zur Verfügung stehen. Frühzeitig sollte auch der Psychiater miteinbezogen werden. Ideal wäre eine grundsätzliche Einbeziehung des Psychiaters bei allen Patienten, die beim Urologen über Erektionsstörungen klagen. Da dies aus organisatorischen Gründen in der Praxis meist nicht möglich ist, sollten zumindest all die Patienten, bei denen aufgrund der Anamnese und der nichtinvasiven Untersuchungsverfahren ein Hinweis auf eine psychogene Komponente besteht, dem Psychiater vorgestellt werden. Nur wenn sich hierbei kein Hinweis auf eine organische Störung findet oder wenn von vornherein alles für eine organische Störung spricht, sind die weiteren semiinvasiven diagnostischen Verfahren indiziert.

Semiinvasive diagnostische Verfahren

Dopplersonographie

Die Dopplersonographie liefert wichtige Aufschlüsse über die vaskuläre Versorgung der Schwellkörper, doch ist die Aussagekraft dieser Methode limitiert, solange sie nicht mit der intrakavernösen Injektion vasoaktiver Substanzen verbunden ist. Sinnvollerweise wird die Dopplersonographie vor und einige Minuten nach der Injekion vasoaktiver Substanzen durchgeführt, um die pharmakoinduzierte Vasodilatation und Flußzunahme messen zu können. Die Dopplersonographie wird in der Regel als bidirektionale Doppleruntersuchung mit graphischer Registrierung durchgeführt. Wesentlich besser (wegen des hohen Preises der Geräte jedoch in den wenigsten Praxen vorhanden) ist die Farbduplexsonographie, wodurch sowohl die Penisarterien dargestellt als auch der Blutfluß untersucht werden können. Es ist also eine Kombination aus angiomorphologischer und angiofunktioneller Untersuchung. Dabei werden standardmäßig die beiden Arteriae profundae penis und gegebenenfalls zusätzlich die beiden Arteriae dorsales penis dargestellt und untersucht. Es herrscht weitgehend Einigkeit in der urologischen Fachliteratur, daß aus der Durchblutungssituation am flakziden Penis keine Rückschlüsse auf die vaskulär-cavernöse Situation gezogen werden können. Vielmehr ist entscheidend die Zunahme des Blutflußes einige Minuten nach der Injektion einer niedrig dosierten vasoaktiven Substanz (z. B. 15/0,5 mg Papaverin/Phentolamin oder 10 µg Prostaglandin E1), weil es in der Tumeszenzphase zu einer starken Dilatation und raschen Zunahme der Flußgeschwindigkeit kommt. Amplitudenhöhe („peak flow velocitiy") und Kurvenverlauf können wichtige Aufschlüsse über eventuell vorgeschaltete Stenosen des arteriellen Gefäßbettes geben (*Brandstetter* et al., 1991).

Schwellkörperinjektionstest

Der Schwellkörperinjektionstest (SKIT) wurde bis vor wenigen Jahren als alleiniges Diagnostikum akzeptiert; seine Aussagekraft gilt heute nur noch in Verbindung mit der Dopplersonographie. So zeigt eine vollständige Erektion nach Injektion einer niedrig dosierten Testdosis sicher an, daß bei dem Patienten keine vaskuläre oder cavernöse Insuffizienz vorliegt. Falsch positive Befunde sind hier nicht zu erwarten. In einem solchen Fall erlaubt bereits der Schwellkörperinjektionstest (auch ohne Dopplersonographie) die Aussage, daß es sich um eine psychogene oder neurogene Störung handeln muß.

Da es jedoch viele Möglichkeiten einer falsch negativen Aussage gibt, darf bei Ausbleiben einer Erektion auch nach höheren Dosen keinesfalls der Schluß auf eine organisch bedingte Störung gezogen werden. Es gibt genügend Erfahrungen über den Einfluß vasokonstriktiver Faktoren wie Angst und Streß, die eine ausreichende Relaxation der glatten Schwellkörpermuskulatur verhindern.

Bei der Injektion vasoaktiver Substanzen kommt es zu einer raschen Relaxation der glatten Schwellkörpermuskulatur und Erweiterung zuführender Arterien und Arteriolen, so daß es zu einer raschen Blutfüllung der Schwellkörper kommt. Entscheidend ist die Geschwindigkeit der Blutfüllung, weil nur bei einer entsprechend raschen Füllung die Funktion der Tunica albuginea voll zur Geltung kommen kann. Auf Ebene der Tunica wird der Querschnitt der abführenden Venen durch die rasche Füllung mechanisch komprimiert. Das abführende Venensystem wird passiv auf Ebene des Schwellkörpers kontrahiert, weshalb auch alle Maßnahmen zur Erhöhung des Abflußwiderstandes postcavernös keinen allzu großen

Erfolg haben können. Da im Falle einer cavernösen Insuffizienz das Problem im Schwellkörper und im Bereich der Tunica albuginea liegt, haben Venensperroperationen, Venenligatur oder andere Maßnahmen zur Erhöhung des Abflußwiderstandes im nachgeschalteten Segment nur wenig Aussicht auf Erfolg. Die entscheidende anatomische Einheit für die Manifestation einer organisch bedingten Impotenz ist neben dem arteriell zuführenden Gefäßabschnitt die Tunica albuginea corporis cavernosis.

Bewertung der semiinvasiven Diagnostik

Der Schwellkörperinjektionstest sollte nur dann angewandt werden, wenn auch eine therapeutische Konsequenz daraus erwächst. Viele Patienten haben eine diagnostische und therapeutische Hemmschwelle („nichtinvasiv ja, Spritzen in Penis nein") und die sollte der Arzt akzeptieren. Keinesfalls sollte man einen Patienten zur semiinvasiven Diagnostik gegen seinen Willen drängen. Die Indikation ist nur dann zu vertreten, wenn sich eine Information daraus ergibt, die für den Patienten eine Bedeutung hat.

Eine entsprechende Zurückhaltung gilt erst recht bei der Indikationsstellung für die im folgenden dargestellten invasiven Untersuchungsmethoden.

Invasive Untersuchungsmethoden

Penisangiographie

Wenn sich der Verdacht auf eine relevante vaskuläre Störung verfestigt hat *und* eine therapeutische Konsequenz aus weiterer vaskulärer Diagnostik entstehen würde, kann die Indikation zur Durchführung einer Penisangiographie bestehen. Diese Untersuchung erfolgt als selektive Angiographie der Arteria pudenda interna mit Darstellung des nachgeschalteten Gefäßsystems. Die Untersuchung kann ambulant in örtlicher Betäubung durchgeführt werden und wird wiederum kombiniert mit der intracavernösen Gabe einer vasoaktiven Substanz, um die Schwellkörpermuskulatur zu relaxieren.

Cavernosographie

Die noch vor wenigen Jahren sehr häufig durchgeführte Cavernosographie hat ihren diagnostischen Wert eindeutig verloren, da operative Venenligaturen heute vom Großteil der Urologen *nicht* mehr durchgeführt werden. Bei der dynamischen Pharmakocavernosographie müssen ebenso wie beim Schwellkörperinjektionstest vasoaktive Substanzen intracavernös appliziert werden, weshalb die Untersuchung von denselben, nur schwer auszuschaltenden vasokonstriktorischen Faktoren (Streß, Angst), im Ergebnis häufig falsch positiv beinflußt wird (*Montague* et al., 1992).

Wegen dieses eingeschränkten diagnostischen Aussagewertes ist die Pharmakocavernosographie mit artefizieller Erektion und gleichzeitiger Cavernosometrie nur noch in ausgewählten Fällen vernünftig zu indizieren. Die bloße Übersichtscavernosographie wird ihren diagnostischen Wert in eingeschränktem Maße behalten, da sie das Diagnostikum erster Wahl bei Verdacht auf Schwellkörperruptur oder sonstiger Traumatisierung der Schwellkörper darstellt. Auch bei der Abklärung der Induratio penis plastica, die auch häufig mit Erektionsstörungen verbunden ist, kann die Cavernosographie gelegentlich indiziert sein.

Organische Ursachen für erektile Impotenz

Der Diabetes mellitus ist geradezu exemplarisch für die Vielschichtigkeit der Problematik. So ist die Verursachung von Erektionsstörungen durch diabetische Mikro- und Makroangiopathie gesichert, doch sehr wahrscheinlich spielt auch bereits in frühen Stadien die diabetische Neuropathie eine Rolle. Es gibt viele Hinweise dafür, daß auch am Schwellkörper selbst diabetische Läsionen hervorgerufen werden, doch sind die genauen Mechanismen noch nicht belegt. Das Rauchen ist als arteriosklerotische Ätiologie unumstritten, viele schwere Raucher müssen mit einer vaskulär verursachten erektilen Impotenz rechnen. Eine seltene, aber höchst interessante Ursache für vaskulär bedingte Impotenz wird bei Radfahrern beobachtet, die diesen Sport sehr extrem ausüben. Dabei kommt es zu Läsionen der Arteria pudenda int. aufgrund von stumpfer Traumatisierung, was sich angiographisch belegen läßt (*Munarriz* et al., 1995). Endokrinologische Ursachen für Erektionsstörungen sind selten (ca. 1%). Bei der Abklärung von Erektionsstörungen erscheint die Ätiologie häufig als multifaktorielles Geschehen, was den therapeutischen Ansatz keinesfalls einfacher macht. So liegen bei einer Gruppe von 30–40% der betroffenen Patienten sowohl psychische als auch organische Faktoren und Befunde vor, die für die Störung verantwortlich sein können. Dieses diagnostische Problem schwer „klassifizierbarer" Erektionsstörungen zeigt das ganze Ausmaß des Dilemmas einer Medizin, die – der scheinbar nosologischen Klarheit zu Liebe – danach strebt, organisch und psychisch verursachtes Leiden zu unterscheiden. Bei jeder vordergründig organisch bedingten Erektionsstörung findet sich bei tieferem Eindringen in die Problematik eine bedeutende psychische Dimension der Erkrankung.

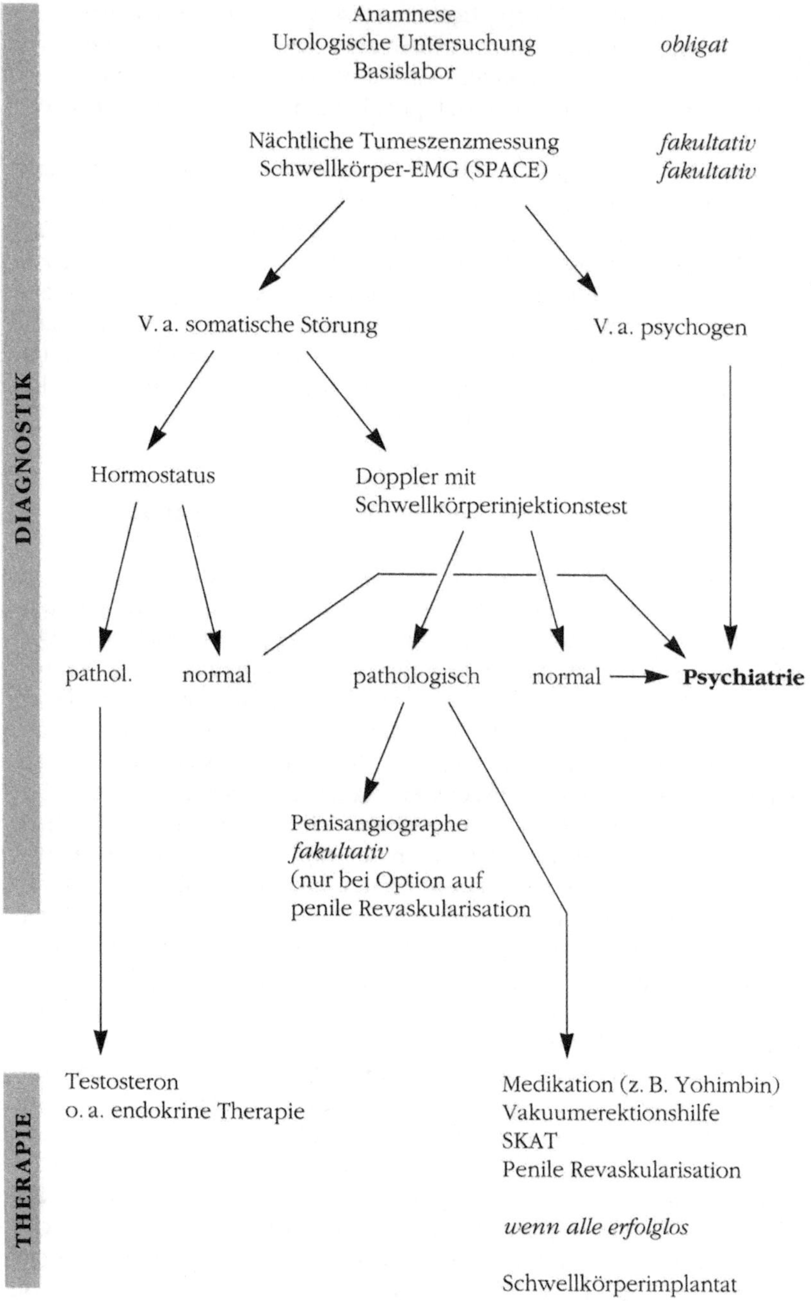

Abb. 1. Flußdiagramm für rationelle Diagnostik und Therapie der erektilen Dysfunktion

Therapie der Erektilen Impotenz

Nichtinvasive Therapieformen

Die medikamentösen Behandlungsmöglichkeiten sind – abgesehen von SKAT – beschränkt. Die zahlreich angebotenen Kombinationspräparate haben bei organisch bedingter erektiler Dysfunktion ihre Wirksamkeit nicht beweisen können. Bei endokrinen Störungen kommt die Substitution der fehlenden Hormone bzw. die Ausschaltung der pathologischen Komponente im hypothalamisch-hypophysär-gonadalen Regelkreis in Frage. Testosteronpräparate sollten nur bei den äußerst seltenen Fällen echten Testosteronmangels zur Substitution eingesetzt werden. Ansonsten ist vor dem unkritischen Gebrauch von Testosteronpräparaten eindringlich zu warnen, da sie aufgrund der Androgenabhängigkeit der Prostata sowohl das benigne, als auch das maligne Wachstum der Prostata fördern können. Gerade bei älteren Männern, die mit nicht unerheblicher Wahrscheinlichkeit ein inzidentelles Prostatakarzinom haben, ist höchste Vorsicht geboten. Im seltenen Fall einer Hyperprolactinämie als Ursache einer Erektionsstörung sollte bei bildgebend (NMR) fehlendem Nachweis eines hypophysären Prolactinoms mit einem Prolactinhemmer therapiert werden.

Das einzige Medikament, das bisher in mehreren Studien (*Morales* et al., 1987; *Susset* et al., 1989) bei organisch bedingten Potenzstörungen als wirksam erachtet wurde, ist das Yohimbin. Yohimbin ist ein Alpha-2-Blocker, der als gefäßwirksame Substanz eine Vasodilatation, also auch verbesserte Durchblutungsverhältnisse verursachen kann. Ob diese Wirkung auch in relevantem Ausmaß an den Penisarterien eintritt, ist umstritten. Unumstritten ist jedoch die zentrale Wirkung des Yohimbin, da es Serotonin-ähnliche Wirkung besitzt. Es fördert die Libido, kann aber in wenigen Fällen bei älteren Patienten Angstzustände hervorrufen. In jüngster Zeit wird zunehmend eine antidepressiv wirkende Substanz, das Trazodon (Thombran®) für die Therapie von organischen und psychischen Potenzstörungen eingesetzt. Es hat einen positiven Effekt auf Libido und Erektionsfähigkeit bei vergleichsweise geringen Nebenwirkungen, so daß diese Substanz in Zukunft möglicherweise eine bedeutende Rolle bei der Therapie von Potenzstörungen spielen kann. Andere derzeit in Studien erprobte Medikamente zur Therapie von Potenzstörungen sind Sildenafil und L-Arginin. Bei Ejakulatio präcox haben sich Imipramin, Paroxetin und andere Antidepressiva bewährt.

Bei entzündlich bedingter Potenzstörung, wie sie zum Beispiel bei Urethritis, Prostatitis oder Epididymitis auftreten kann, steht natürlich die Beseitigung dieser entzündlichen Erkrankungen im Vordergrund. Hier wird deutlich, daß die Abklärung und Behandlung von Potenzstörungen in erster Linie in die Hand des Urologen gehört. Sollte der seltene Fall einer durch Medikamente verursachten Impotenz (z. B. Antihypertonica) vorliegen, muß die Reduktion oder Substitution dieser Medikamente angestrebt werden.

Einen völlig neuen Ansatz bei der nichtinvasiven Therapie von Erektionsstörungen stellt die vor allem von Ch. Stief propagierte Elektrostimulation der glatten Schwellkörpermuskulatur dar (FEMCC = Functional Elektromyostimulation of Corpus Cavernosum). Die von Stief bei Anwendung über mehrere Monate berichteten Ergebnisse sind ermutigend, haben jedoch wegen des experimentellen Charakters der Methode bisher noch keine Bedeutung für die Praxis (*Stief* et al., 1996).

Ein anderer nicht-invasiver Therapieversuch von Erektionsstörungen besteht in der intraurethralen Injektion von vasoaktiven Substanzen (Prostaglandin E 1, meist zusammen mit Liposomen) unter der Vorstellung, daß es nach transurethraler oder transglandulärer Resorption zu einer ausreichenden Konzentration von vasoaktiven Substanzen in den Corpora cavernosa kommt (MUSE = Medicated Urethral System for Erection). Da jedoch die Eichel kein „Fenster" zu den Corpora cavernosa darstellt, sind die bisherigen Ergebnisse enttäuschend (*Peterson* et al., 1996).

Semiinvasive Therapie

Vakuumerektionshilfe

Bereits Ende der 80er Jahre wurde in den USA eine wenig invasive Impotenztherapie propagiert, die erst in den letzten drei Jahren in Europa Fuß gefaßt hat. Es handelt sich um die Anwendung der Vakuumerektionshilfe. Sie beruht auf dem Prinzip der Induktion einer Tumeszenz im Vakuum. Dabei wird eine, an einem Ende geschlossene, Kunststoffhülse über den Penis geschoben und die Luft mit einer Pumpe aus der Hülse abgesaugt. Dadurch kommt es zu einer Tumeszenz bis hin zur Rigidität. Dann wird über diese Hülse ein Gummiring an der Penisbasis abgeworfen, der die oberflächlichen Venen und die Corpora Cavernosa komprimiert, so daß das Zurückfließen des Blutes verhindert wird. Das Prinzip beruht auf einer intermittierenden Venenligatur und führt zumindest zu einer Tumeszenz. Voraussetzung für das Auftreten einer zur Immissio ausreichenden Rigidität ist jedoch eine noch ausreichende Restfunktion der Corpora Cavernosa. Nebenwirkungen dieser Methode sind bei Beachtung einiger Grundregeln äußerst selten, weshalb die Methode vor allem für ältere Männer, denen eine invasive Therapie nicht zugemutet werden kann, in Frage kommt. Die Wirksamkeit ist grundsätzlich bei allen Arten von Erektionsstörung zu erwarten, am besten natürlich bei einer möglichst intakten Schwellkörperfunktion. Bei 70–80% der Patienten kann eine immissionsfähige Erektion induziert werden. Die Methode kann in bestimmten Fällen auch bei psychogener Impotenz sinnvoll sein (*Althof* et al., 1992).

Schwellkörperautoinjektionstherapie (SKAT)

Die Therapie, die in den letzten Jahren am meisten öffentliches Aufsehen erregt hat, ist die von *Virag* (1982) erstmals beschriebene Schwellkörperautoinjektionstherapie. Sie stellt die Injektion von vasoaktiven Substanzen in das Corpus Cavernosum sowohl zu diagnostischen Zwecken (siehe oben) als auch in therapeutischer Zielsetzung dar. Dabei injeziert sich der Patient eine definierte, vorher individuell ermittelte Dosis einer vasoaktiven Substanz (in der Regel Prostaglandin E1 oder Papaverin/Phentolamin) in ein Corpus cavernosum. Zur Überwindung der Hemmschwelle bei der Selbstinjektion hilft manchen Patienten die Anwendung eines Injektionsfüllers (Insulin-Pen). 5–15 Minuten nach Injektion kommt es zu einer 30–60 Minuten andauernden Erektion, wobei der Patient normalerweise schmerzfrei und ohne weitere Hilfsmittel kohabitieren kann. Die Partnerinnenakzeptanz ist sehr unterschiedlich; die Partnerin sollte über die Anwendung der SKAT auf jeden Fall informiert sein. In jüngsten Studien zeigte sich die Akzeptanz von Seiten der Partnerinnen und der Anwender nicht mehr so hoch wie ursprünglich angenommen, die Drop-out-Rate nach einem Jahr liegt bei 20–50% (*Althof* et al., 1992; *Virag* et al., 1991). Die Hauptkomplikation dieser Therapie ist die verlängerte (prolongierte) Erektion, die bei mehr als 4- bis 5stündiger Erektionsdauer vorliegt. Bei Weiterbestehen einer vollen Erektion nach dieser Zeit (bei Schmerzen auch früher) muß durch Abpunktion von Schwellkörperblut und eventuell zusätzlicher Gabe einer vasokonstriktorischen Substanz interveniert werden, weil es sonst zu schwersten Schwellkörperschädigungen kommen kann. Langfristige Komplikationsmöglichkeiten der SKAT sind Schwellkörperfibrosen, die zum Teil irreversibler Art sein können. Aus diesem Grund sollte bei jungen Patienten Zurückhaltung mit dieser Methode geübt werden.

Indikationen für SKAT sind arterielle Durchblutungsstörungen sowie neurogene Störungen, wobei es bei neurogenen Läsionen häufig nur geringer Dosen der Substanzen bedarf, da das vaskuläre System intakt ist.

Bei cavernöser Insuffizienz ist die Schwellkörperautoinjektionstherapie meist nicht sehr erfolgreich; manchmal kommt es nach zusätzlicher Erhöhung des Abflußwiderstandes (Gummiring) zu ausreichender Gliedsteife. Kontraindikationen der SKAT sind Unzuverlässigkeit des Patienten, schwere kardiovaskuläre Erkrankungen, hochgradige Leber- und Niereninsuffizienz, Immunsuppression oder psychogene Störung. Bei ausgewählten Fällen psychogener Störung kann die SKAT unter psychiatrischer Kontrolle sinnvoll sein, um den Patienten aus dem Circulus vitiosus seiner Störung zu befreien. Doch sind die Gefahren nicht zu unterschätzen, denn es besteht ein gewisses psychisches Abhängigkeitspotential dieser Substanzen. Einem Patienten mit einer psychogenen Impotenz ist nicht gedient, wenn er von SKAT abhängig wird.

Invasive Therapieverfahren

Penile Revaskularisation

Bis vor wenigen Jahren wurden an vielen urologischen Kliniken penile Revaskularisationsoperationen durchgeführt. Die überwiegend schlechten Langzeitergebnisse sowie zum Teil schwerste Nebenwirkungen (Harnröhrennekrose bei 27jährigem Patienten) haben zu einem weitgehenden Umdenken geführt. Die penile Revaskularisation hat weiterhin ihre klare Indikation bei den wenigen Fällen mit isolierten arteriellen Läsionen, wie z. B. nach Beckenfraktur bei jungen Patienten. Bei vielen organisch bedingten Erektionsstörungen handelt es sich jedoch um eine vaskuläre und cavernöse Insuffizienz, wo eine Revaskularisation keinen Erfolg bringen kann. Mehr Blut im Schwellkörper bedeutet nicht zwangsläufig mehr Potenz, da die Suffizienz der Tunica albuginea und der cavernösen Strukturen entscheidend für die Rigidität sind. Weitere seltene Operationen zur Therapie vaskulärer Impotenz sind Eingriffe an den proximalen Gefäßen der penilen Versorgung (z. B. Arteria Iliaca communis und interna).

Venenligatur

Wie bereits oben ausgeführt, haben die Venenligaturen heute keine Bedeutung mehr, obwohl es noch wenige Arbeitsgruppen gibt, die ausgedehnte Ligaturen der venae profundae an den crura bei ausgewählten Indikationen durchführen. Der früher benützte Begriff der „venous leakage" ist irreführend, handelt es sich doch um eine Schwellkörpererkrankung und nicht um eine Erkrankung der nachgeschalteten Venen. Trotzdem kann, wie das Beispiel der von vielen Patienten benutzten Erektionsringe an der Penisbasis oder der Vakuumerektionshilfe zeigt, eine Erhöhung des Abflußwiderstandes im nachgeschalteten vaskulären Segment eine Verbesserung der Tumeszenz bringen. Voraussetzung für das Entstehen einer Erektion ist jedoch eine weitgehend suffiziente kavernöse Funktion. Der zumindest partiell nachweisbare positive Effekt der Venenkompression kann ohne Probleme mit einem Ring durchgeführt werden und bedarf deshalb keiner operativen Maßnahme wie der Venenligatur.

Corporoplastik

Ist eine Penisdeviation (kongenital oder erworben bei IPP) Ursache für Schmerzhaftigkeit oder Unmöglichkeit des Geschlechtsverkehrs, so ist die Indikation zur Corporoplastik gegeben. Mit diesem relativ einfachen Ein-

Tabelle 2. Therapieverfahren bei organisch bedingter erektiler Dysfunktion (in zunehmender Invasivität)

Orale Medikation: Yohimbin, Traxodon
Vakuumerektionshilfe
Schwellkörperautoinjektionstherapie
Penile Revaskularisation
Schwellkörperimplantat

griff (oder in seltenen Fällen durch aufwendige mikrochirurgische Plaquesresektionsverfahren) kann die Deviation meist erfolgreich beseitigt werden, so daß der Patient dadurch nicht mehr am Sexualverkehr gehindert wird.

Schwellkörperimplantat

Die am längsten bekannte und früher einzige erfolgreiche Behandlungsmethode der organisch verursachten Impotenz ist die Penisprothese. Sie stellt einen künstlichen Platzhalter in beiden Schwellkörpern dar, wobei es zahlreiche technische Variationen dieser Implantate gibt. Bekannt ist die semirigide Silberdrahtprothese, die keine Volumenveränderung des Penis ermöglicht, also einem immer tumeszenten Zustand entspricht, aber vom Patienten in verschiedene Richtungen gebogen werden kann und so die Imissio ermöglicht. Ein wesentlich moderneres System stellen die hydroflexiblen Prothesen dar. Sie funktionieren auf dem Prinzip der kontrollierten Flüssigkeitsverteilung zwischen einem Reservoir und zwei künstlichen flexiblen Schwellkörperimplantaten, so daß das Schwellkörpervolumen und damit die Tumeszenz bei Bedarf erhöht werden können. Gesteuert wird diese kontrollierte Flüssigkeitsumverteilung von einem Pumpelement, das im Skrotum untergebracht ist und vom Patienten durch die Haut gefühlt und bedient werden kann. Die Indikation zur Penisprothese sollte sehr *streng gestellt* werden, da durch die Implantation der Prothese das Schwellkörpergewebe so geschädigt wird, daß andere Therapieformen nicht mehr angewandt werden können. Außerdem sollte immer die Partnerin in den Entscheidungsprozeß mit einbezogen werden. Die Patienten-Partnerinnen-Akzeptanz beträgt laut großen Studien in den USA – wo die Prothese eine wesentlich größere Verbreitung hat als bei uns – angeblich bis zu 90% (*Furlow* et al., 1988; *Pedersen* et al., 1988). Indikationen für ein Penisimplantat sind nur schwere organische Störungen wie SKAT-refraktäre arterielle Störungen, schwere cavernöse Insuffizienz, aber *nie* psychisch bedingte Impotenz. Das Schwellkörperimplantat stellt die ultima ratio bei der Therapie der organisch bedingten Impotenz dar.

Zusammenfassung

Die Diagnostik der erektilen Impotenz sollte in einem Stufenschema von nichtinvasiver zu invasiver Diagnostik ablaufen, wobei sorgsam erhobene Anamnese und fachurologische Untersuchung obligat sind und die frühzeitige Einbeziehung des Psychiaters anzustreben ist. Rigiscan und Schwellkörper-EMG sind wenig invasive, fakultative Ergänzungen der Diagnostik. Der Schwellkörperinjektionstest mit Dopplersonographie gilt als Standard bei begründetem Verdacht auf organisch bedingte Störung. Penisangiographie und Cavernosographie sind nur in speziellen Fällen indiziert.

Die Therapie organisch verursachter Erektionsstörungen erfolgt medikamentös oral überwiegend mit Yohimbin und Traxodon, während SKAT weiterhin die am häufigsten angewandte semiinvasive Pharmakotherapie darstellt. Die Vakuumerektionshilfe nimmt wegen der geringen Komplikationsrate an Bedeutung zu. Penile Revaskularisationen bleiben speziellen Indikationen vorbehalten, Venenligaturen haben keine Indikation mehr. Schwellkörperimplantate sind eine wirksame Therapie, gelten aber als therapeutische Ultima ratio.

Literatur

Althof S, Turner L, Levine S, Bodner D, Kursh E, Resnick M (1992) Through the eyes of women: The sexual and psychological responses of women to their partner's treatment with self-injection or external vacuum therapy. J Urol 147: 1024–1027

Brandstetter K, Mühlbauer K, Gmeinwieser J, Schwarzer JU, Dörrler J (1991) Farb-Duplexsonographie des Penis – Untersuchungstechnik und klinische Ergebnisse: Bildgebung 58 suppl 1: 42–44

Furlow W, Goldwasser B, Gundian J (1988) Implantation of model AMS 700 penile prosthesis: long-term results. J Urol 139: 741–745

Lavoisier P, Proullx J, Courtois F, Carufel F (1989) Bulbocavernosus reflex: its validity as a diagnostic test of neurogenic impotence. J Urol 14: 311–314

Montague D, Lakin M (1992) False diagnosis of venous leak impotence. J Urol 148: 148–149

Morales A, Chondra M, Owen J, Surridge D, Fenemore J, Harris C (1987) Is Yohimbine effective in the treatment of organic impotence? Results of a controlled trial. J Urol 137: 1168–1172

Munarriz R, Yan QR, Nehra A, Udelson D, Goldstein I (1995) Blunt trauma: The pathophysiology of hemodynamic injury leading to erectile dysfunction. J Urol 153: 1831–1840

Pedersen B, Tiefer L, Ruiz M, Melman A (1988) Evaluation of patients and partners 1 to 4 years after penile prosthesis surgery. J Urol 139: 956–958

Peterson C et al (1996) The medicated urethral system for erection, XII EAU-Kongreß, 3. Sept. 1996, Paris

Schwarzer JU, Kropp W, Kockott G, Poland D (1992) Befragung der Partnerin bei erektiler Impotenz – ein wichtiges Diagnostikum. Sexualmedizin 21: 7–11

Stief C, Thon W, Bischoff R, Djamilian M, Allhoff E, Kramer A, Jonas U (1990) Die Diagnose neurogen-autonom bedingter Erektionsstörungen: Single Potential Analysis of Cavernous Electric Activity (SPACE). Akt. Urol 21: 267–272

Stief C, Meschi M, Truss M, Becker A (1996) Functional Elektromyostimulation of Corpus cavernosum (FEMCC) – a prospective study in unselected patients: XII EUA-Kongreß, 4. Sept. 1996, Paris

Susset J, Tessier C, Wincze J, Bansal S, Malhotra C, Schwacha M (1989) Effect of Yohimbine hydrochloride on erectile impotence: A double blind study. J Urol 141: 1360–1363

Virag R, Shoukry K, Floresco J, Nollet F, Greco E (1991) Intracavernous self injection of vasoactive drugs in the treatment of impotence: 8-year experience with 615 cases. J Urol 145: 287–293

Integrative Diagnostik und Therapie der erektilen Dysfunktion

Kristina Heiser

Daß die erektile Dysfunktion (ED) im Rahmen der männlichen sexuellen Funktionsstörungen einen besonderen Stellenwert einnimmt, liegt an ihrer – im wörtlichen Sinne – psychosomatischen Verankerung, d. h. daß sie in viel höherem Maße durch ein Ineinandergreifen von psychologischen und somatischen Ursachen- und Einflußfaktoren gekennzeichnet ist als die Appetenz- oder die Ejakulations- (genauer gesagt Orgasmus-)Störungen. Um dieser Erkenntnis Rechnung zu tragen, muß heute für Diagnostik und Therapie der ED ein *integratives* Vorgehen gefordert werden, bei dem einerseits organische, andererseits psychogene und partnerdynamische Faktoren in ihrer Einflußbreite und Interaktion berücksichtigt werden. Aus langjähriger Unzufriedenheit mit früheren einseitigen „soma"- oder „psycho"-orientierten Diagnose- und Behandlungsmaßnahmen ist in verschiedenen klinischen Zentren (z. B. Medizinische Hochschule Hannover bzw. Technische Universität München seit 1988) eine andrologische Sprechstunde (oder „Liaisondienst") entwickelt worden, wobei sich Urologe und Psychologe/Sexualmediziner in Kooperation der erektionsgestörten Patienten annehmen, nach heutigem Erkenntnisstand die einzige Vorgehensweise, die dem Störungsbild wirklich gerecht wird.

Was heißt das nun konkret?

Betrachten wir zunächst einige Merkmale und Probleme, die den Umgang des Mannes mit seiner Genitalfunktion charakterisieren:

a) Die Leistungsbezogenheit, die den Sexualakt für den Patienten häufig zu einer Prüfungssituation werden läßt, ist auch Hauptthema der bekannten Sexual-Mythen von *Zilbergeld* (1983), einer Forderungsliste, wie der Mann – in der Phantasie vieler Männer – zu funktionieren habe.

b) Das stärkere Angewiesensein des Mannes auf die genitale Funktion, um einen geglückten Koitus zu erreichen, macht die männlichen genitalen Reaktionen stärker störanfällig.

c) Ein häufig „werkzeughafter" Bezug zur eigenen Sexualität läßt den

Mann sein Genitalorgan als etwas von der sonstigen Person Abgetrenntes erleben, das ein für ihn unkontrollierbares Eigenleben führt.

d) Des weiteren neigen Patienten dazu, ihr sexuelles Versagen als somatischen Defekt begreifen zu wollen und ein psychologisches oder partnerdynamisches Verständniskonzept abzuwehren.

e) Auch die Tendenz, daß sich durch Selbstverstärkungsmechanismen ein einmaliges, vielleicht zufälliges Versagen äußerst rasch chronifizieren kann, ist bei der Erektionsstörung in höherem Maße ausgeprägt als bei allen anderen sexuellen Symptombildern.

Oftmals treten erektile Probleme nur im Partnerkontakt auf, nicht bei der Selbstbefriedigung, und sie entwickeln sich – nach einer Phase ungestörten Sexuallebens – häufiger sekundär im mittleren oder höheren Lebensalter. Wenn auch die Frage nach der Auftretenshäufigkeit der erektilen Dysfunktion wie bei allen sexuellen Störungen nur annäherungsweise beantwortet werden kann, steht die Zunahme mit höherer Altersgruppe aufgrund natürlicher Alterungsvorgänge mit nachlassenden physiologischen Funktionen und erhöhter Komorbidität im Alter außer Zweifel.

Vor jeglichen Behandlungsmaßnahmen stellt die Diagnostik den ersten notwendigen Schritt bei der Konsultation des Patienten dar. Neben den *somatischen* diagnostischen Verfahren (siehe den Beitrag von D. Poland in diesem Buch) bildet die *psychologische* Diagnostik einen wichtigen diagnostischen Pfeiler. Das Gespräch mit dem Patienten, möglichst auch mit der Partnerin, dient dazu, eine Einschätzung zu ermöglichen, ob psychologisch oder partnerdynamisch relevante Faktoren zur Entstehung der Erektionsstörung beigetragen haben oder sie aufrechterhalten. Thematisch zu ermitteln sind zunächst genaue Daten zum sexuellen Problemstatus mit Abklärung formaler Beschreibungsmerkmale (z. B. primärer/sekundärer Beginn, globales/situatives, partner- oder praktikabhängiges Auftreten), mit Informationen zur gegenwärtigen Sexualität (Appetenz, Frequenz sexueller Kontakte, Befriedigung, Masturbation, Morgenerektionen) und zum Ablauf der sexuellen Interaktion mit detaillierter Beschreibung der gestörten Funktion. Einen weiteren Gesprächsfokus bilden Aspekte der Partnerbeziehung, die emotionale Atmosphäre zwischen dem Paar, der Stellenwert von Sexualität in der Partnerschaft, sexuelles Interesse/sexuelle Probleme der Partnerin, Umgang der Frau mit dem Sexualproblem des Mannes. Auch Aspekte der sexuellen Entwicklung des Patienten können von Einfluß auf die Störungsentwicklung sein, z. B. das sexuelle Klima im Elternhaus, Tabus, erste Sexualerfahrungen, traumatische Erlebnisse. Zuletzt trägt das Erfragen des aktuellen Konsultationsanlasses dazu bei, eine Therapiemotivation (Hoffnungen, Befürchtungen, somatischen vs. psychologischen Behandlungswunsch) zu erkunden, von Bedeutung für die Entscheidung über therapeutische Maßnahmen.

Alternativ zu diesem Grundkonzept sexualpsychologischer Exploration in der „ED-Sprechstunde" (das bei Therapiebeginn in detaillierterer Form auch mehrere Sitzungen in Anspruch nimmt), kann die Datenerfassung auch von gezielter Ursachenforschung geleitet sein. Entsprechend dem erprobten Modell der Entstehung sexueller Störungen von *Kaplan* (1981), die von zwei Verursachungsebenen ausgeht, erkundet man zunächst die Ebene der sog. *unmittelbaren* Auslösefaktoren, die bei jeder Sexualstörung in unterschiedlicher Kombination und Ausprägung vorfindbar sind (Faktoren, die zu einer destruktiven erotischen Atmosphäre beitragen, Selbstverstärkungsmechanismen der Störung, Selbstbeobachtung und übermäßige Selbstkontrolle, Kommunikationsdefizite). Eine *tieferliegende* Problemebene kann, aber muß nicht von Einfluß sein im individuellen Fall (intrapsychische Konflikte, Partnerschaftsfaktoren). Diese Verursachungsebene wird für die Exploration bedeutsam, wenn therapeutische Interventionen auf der unmittelbaren Ebene nicht zum Erfolg führen.

Nach gründlicher Diagnostik, bei der erektilen Dysfunktion in besonderem Maße erforderlich, weil wir es hier fast immer mit einem Ursachenbündel aus somatischen *und* psychologischen Faktoren zu tun haben, die dynamisch ineinandergreifen, muß ein Behandlungskonzept entworfen werden. Gerade auf dem *somatischen* Sektor ist die Entwicklung von Behandlungsangeboten in den letzten zehn Jahren fast als Boom zu bezeichnen, wobei allerdings aufgrund inkompetenten Einsatzes neuer Methoden mitunter Schäden verursacht wurden oder hilfreiche Maßnahmen mangels Kenntnis dem Patienten ganz vorenthalten blieben.

Da die Behandlung der ED, eines urologischen Organdefizits, mit dem empfindsamsten und intimsten menschlichen Erlebnisbereich, der Sexualität, unmittelbar verknüpft ist, bedarf die Einführung mechanischer Erektionshilfen unbedingt psychologischer Begleitung, nicht nur um praktische Fertigkeit, Akzeptanz und Compliance des Patienten zu fördern, sondern auch um die Maßnahme sensibel in den partnerschaftlichen Kontext einbinden zu können, unter Berücksichtigung der Bedürfnisse der Frau.

Jede organische Behandlung der ED ohne Einbezug sexualpsychologischer Maßnahmen würde darüber hinaus die Erkenntnis ignorieren, daß auch rein somatisch verursachter erektiler Funktionsverlust dramatisch schnell in seelischer Beeinträchtigung des Patienten resultieren kann, die wiederum Exazerbation und Verfestigung des Symptoms zur Folge hat. Erste Aufgabe sexualpsychologischer Begleitung somatischer Behandlungsmaßnahmen besteht somit darin, dem Patienten den praktisch immer vorhandenen destruktiven Circulus vitiosus von Versagensangst und realem Funktionsversagen bewußt zu machen und an dessen Auflösung zu arbeiten. Bedenkt man des weiteren die große Gruppe der Patienten, deren erektiles Defizit trotz weitgehend intakter Organik persistiert, ist eine Sexualpsychotherapie unumgänglich.

Unser heutiges Vorgehen fußt immer noch auf dem Anfang der 70er Jahre von *Masters* und *Johnson* (1973) entwickelten Behandlungskonzept sexueller Funktionsstörungen. Dieses Vorgehen wurde von der Hamburger Abteilung für Sexualforschung (*Arentewics* und *Schmidt,* 1993³) modifiziert und von *Kaplan* (1981) um die psychodynamische Dimension erweitert. Die auf diesem Hintergrund einer Kombination verhaltensorientierter Maßnahmen und tiefenpsychologischer Grundannahmen entwickelte „Psychosexualtherapie" stellt heute die effektivste psychologische Behandlungsmöglichkeit für sexuelle Funktionsstörungen dar. Das Vorgehen besteht aus einer Kombination von strukturierten Körpererfahrungen des Paares in der häuslichen Umgebung und der psychotherapeutischen Aufarbeitung dieser „Übungserfahrungen" in der Therapiesitzung. Bei der Behandlung der Erektionsstörung dienen die anfänglichen „Streichelübungen" (sog. „sensate focus") dazu, dem Mann erstmals wieder genußvollen Körperkontakt ohne angstbesetzte Koitusdrohung zugänglich zu machen. Erst wenn sich die Erfahrung beim Mann gefestigt hat, daß die Erektion bei zärtlich-stimulierendem Körper- und Genitalkontakt mit der Partnerin kommen, wieder vergehen, dann erneut entstehen kann, wird in weiteren langsamen Übungsschritten versucht, Versagensangst und Leistungsdruck in der sexuellen Begegnung soweit abzubauen, daß auch Koitus angstfrei möglich wird. Die Therapiesitzungen dienen dazu, die bei den häuslichen Übungen viel stärker als nur im Gespräch mobilisierten Ängste und Konflikte auf Verhaltensebene zu bearbeiten sowie in ihrem unbewußten, innerpsychischen Bedeutungspotential aufzuspüren und abzubauen. Eine flexible, auf das individuelle Paar mit seinen spezifischen Defiziten abgestimmte sexualpsychotherapeutische Vorgehensweise ist auch offen für den Einsatz bestimmter somatischer Hilfen, sei es, daß zur Gewinnung und Unterstützung neuer Erektionssicherheit die Verwendung von Selbstinjektionen (SKAT) oder die Vakuumpumpe miteinbezogen wird – vielleicht auch vorübergehend. Allerdings, nur wenn versucht wird, durch Einbeziehen der Frau in den Behandlungsprozeß die Bedürfnisse beider Partner zu berücksichtigen und in Einklang zu bringen, kann erreicht werden, daß sich über reines „Funktionieren" hinaus bei einem Paar sexuelle Zufriedenheit einstellt.

Literatur

Arentewicz G, Schmidt G (Hrsg) (1993³) Sexuell gestörte Beziehungen. Enke, Stuttgart

Kaplan HS (1981) Hemmungen der Lust. Enke, Stuttgart

Masters WH, Johnson VE (1973) Impotenz und Anorgasmie. Goverts, Krüger, Stahlberg, Frankfurt

Zilbergeld B (1983) Männliche Sexualität. DGVT, Tübingen

Behandlung von Erektionsstörungen mit vasoaktiven Substanzen aus psychotherapeutischer Sicht

Dorette Poland

Wenn Männer zu sehr lieben, werden sie impotent. In der Sprache der Medizin müßte man sagen, daß sich bei Männern, die mit ihrem Gefühl am Sexuellen in inadäquater Weise beteiligt sind, eine erektile Dysfunktion entwickeln kann.

Aus psychotherapeutisch-analytischer Sicht sprechen wir dann von mißglückten Loslösungs- und Individuationsprozessen einer frühkindlichen Mutterbeziehung, die in eine idealisierte oder entwertende Objektwahl und in die Unfähigkeit, regressiv-verschmelzende Erfahrungen zu ertragen, münden kann. Aus verhaltenstherapeutischer Sicht stehen destruktive Kognitionen, Lerndefizite sowie der negative Selbstverstärkungsmechanismus im Vordergrund. Solche von beiden Therapierichtungen beschriebenen Ursachen können zusammen oder einzeln die erektile Dysfunktion (ED) auslösen und aufrechterhalten. Daneben ist die gestörte Partnerbeziehung hervorzuheben, die durch problematische Beziehungsmuster die Erektionsfähigkeit wesentlich beeinflussen kann (z. B. Nähe-Distanz-Konflikt, vgl. *Arentewicz* et al., 1993). Somatische Ursachen, physiologische Alterungsprozesse und Erkrankungen sind ein weiterer wichtiger Ursachenbereich.

Als Psychiaterin und Sexualmedizinerin in der urologischen Sprechstunde für Potenzstörungen an der TU München (von 1988–1990) und jetzt in freier Praxis arbeite ich nicht nur psychosexualtherapeutisch, sondern auch psychosomatisch und mit organischen Behandlungsmethoden. Auf diese werde ich mich im folgenden konzentrieren.

Je nach Untersuchungsmethode und Zuweisungsmodus der Mediziner, Psychologen und Therapeuten werden die Schwerpunkte der wissenschaftlichen Untersuchungen mehr auf den organischen oder mehr auf den psychischen Aspekten der ED liegen. So wurden beispielsweise in der Studie von *Schwarzer* et al. (1992) 65 Frauen über die Potenzprobleme ihrer Partner befragt. Sie gaben zu 48 % organische und zu 52 % psychische Ursachen für die Potenzstörungen ihrer Partner an. Bemerkenswert ist die

Übereinstimmung von 59% psychogener Ursachen zwischen den Angaben der Partnerinnen und der von uns (Dr. Schwarzer und mir innerhalb der genannten Spezialsprechstunde) gestellten Diagnose.

In den letzten zehn Jahren konnten bei der ED Störungen der penilen Hämodynamik und der autonomen Innervation nachgewiesen werden. Gleichzeitig nahmen die Erkenntnisse über die physiologischen Abläufe zu. So ist der Erektionsmechanismus ein sehr komplexer Vorgang, der den Wechselwirkungen von peripheren und zentralen Systemen sowie psychischen Vorgängen unterliegt. Die zentralen Systeme sind hierbei noch weit weniger erforscht als die peripheren Systeme mit ihren cavernös-venösen, arteriellen und neurogenen Wirkungsmechanismen. Aus neurologischer Perspektive wird zum Beispiel die Erektion über die Schwellkörpernerven (aus dem Nervus pudendus) induziert. Sie bestehen aus parasympathischen Fasern des Sakralmarks (S 2-4) und sympathischen Fasern des Thovakal- und Lumbalmarks (Th 11-L2). Aus den Untersuchungen von Patienten mit Rückenmarksläsionen weiß man, daß das untere spinale Zentrum reflektorische und das obere Zentrum psychogene Erektionen vermittelt. Durch den Nervus pudendus erfolgt außerdem die taktile Stimulation und die Kontraktion der circumpenilen Muskulatur (vgl. u. a. *Köhler* et al., 1996; *Langer* und *Hartmann,* 1992).

Mit diesen neuen Erkenntnissen einhergehend, verbesserten sich die diagnostischen Möglichkeiten auf technischem Gebiet. Diese sind der Schwellkörperinjektionstest (SKIT) in Verbindung mit der Dopplersonographie zur Erfassung hämodynamischer Insuffizienzen und das Corpus-cavernosum-EMG zur Beurteilung der glatten Muskulatur und der Innervation.

Trotz der Verbesserungen möchte ich hier im besonderen auf den hohen Stellenwert der Anamnese hinweisen. Organische Ursachen können schon in jeder sorgfältig durchgeführten Anamnese deutlich werden. Die Exploration ist die Grundlage für weitere diagnostische Schritte.

Auch die im Laufe des natürlichen Alterungsprozesses entstehenden Gefäßveränderungen haben selbstverständlich einen Einfluß auf die penile Hämodynamik. Im höheren Lebensalter bedeutet das vor allem eine langsamere Erektion mit geringerer Rigidität. Die Ejakulation kann besser kontrolliert werden, ist nicht mehr so explosiv, und die Refraktärzeit dauert länger. Die Fähigkeit zu sexuellen Empfindungen und Gefühlen bleibt erhalten. Trotz allem spielt die Einstellung des Mannes zu seinen biologischen Abbauprozessen die entscheidende Rolle. Er kann zur SKAT-Spritze greifen oder er kann sich sagen, daß jetzt die Zeit des Genießens und des Sich-nicht-mehr-beweisen-Müssens beginnt. Soll heißen: daß er Sexuelles zwar langsamer, aber auch genußvoller mit seiner Partnerin wahrnimmt und lebt. Seine persönliche Sicherheit bzw. sexuelle Kompetenz und Anpassungsbereitschaft sind allerdings dabei Voraussetzung.

In der Studie von *Feldman* et al. (1994, vgl. dazu *Gnirss-Bormet* et al., 1995), der 1.700 Männer zwischen 40 und 70 Jahren untersuchte, korrelierte das Alter am höchsten mit der Impotenz. Das Alter wiederum korrelierte am höchsten mit Herzinfarkt, Bluthochdruck, Diabetes, Einnahme von Medikamenten sowie mit Wut und Depression.

Nur: selbst wenn ein Diabetiker eindeutige cavernöse und neurogene Degenerationen aufweist, so kann die Bearbeitung des negativen Selbstverstärkungsmechanismus, des gedanklichen Circulus vitiosus, von erheblichem Nutzen für den Patienten sein. Der Circulus vitiosus von Mißerfolg und Erwartungs- bzw. Versagensangst spielt dabei immer eine Rolle. Als ein weiteres Beispiel sei die Bearbeitung der psychischen Fixierung auf die Erektionsfähigkeit während und nach der Rekonvaleszenz eines Patienten mit Herzinfarkt genannt.

Psychosomatisches Denken ist eben auch bei vorwiegend organisch verursachter ED erforderlich. Ganz gleich, wo wir die ED ansiedeln, es ist ein psycho-somatisches Geschehen. Wenn der Penis, aus welchen Gründen auch immer, nicht genügend durchblutet oder innerviert wird, wenn der Reflex nicht zustandekommt, erfolgt keine oder eine zu geringe oder verlangsamte Erektion. Die Männer erleben sichtbar den Zusammenbruch ihres – so scheint es – wichtigsten Organs. Dies führt, neben dem Verlust von männlicher Identität, zu überzogener Aufmerksamkeit auf das technisch Machbare am Organ Penis. Die betroffenen Männer entwickeln dabei einen extremen, rigorosen Leidens- und Leistungsdruck. Die Folgen sind Vermeidung von Frauenkontakten bis hin zu schweren Depressionen mit Suizidgedanken, wie ich es erst unlängst bei einem Patienten sah. Für den 53jährigen bedeutete die ED eine existentielle Bedrohung aufgrund des Zusammenbruchs seiner männlichen Identität, die sich allerdings nur aus dem eingeschliffenen, fast täglichen sexuellen Ritual mit seiner Frau ergab (bei unauffälliger sozialer, psychischer und somatischer Anamnese).

Der negative Selbstverstärkungsmechanismus mit seiner Erwartungs- und Versagensangst und seinem hohen Leistungsanspruch spielt praktisch immer eine Rolle. Gewöhnlich gehe ich im Erstgespräch – unter Berücksichtigung der spezifischen Angst des Patienten – auf die Gründe der Nichtanerkennung psychischer Mechanismen ein. Selbst wenn eindeutige psychogene – z. B. partnerabhängige – Faktoren die ED verursachen, bleiben nicht wenige Patienten aufgrund ihrer spezifischen Einstellung auf die technische Machbarkeit von Erektion fixiert. Ich werde also den Begriff Versagensangst zurückhaltend verwenden, eher von Furcht sprechen. Das Interpretament Furcht kann als Ausdruck von Tapferkeit (gemäß der Bedeutung in der Antike) eher akzeptiert werden. Angst bedeutet für männliche Patienten, die nichts anderes als eine stabile Erektion wollen, grenzenloses Versagen, den Verlust von Selbstwert und Identität.

Die erste Anlaufstelle für Männer mit ED sind Urologen oder Hausärzte, die dann an Spezialsprechstunden (in diesem Fall an den Liaisondienst der urologischen und psychiatrischen Ambulanz der TU München) überweisen. 1988 bis 1990 führten U. Schwarzer und ich diese Sprechstunde durch. Die meisten Männer kamen, weil sie von einer organischen Ursache der ED überzeugt waren oder diese vermuteten (*Schwarzer* et al., 1992).

Die Patienten, ganz auf den Urologen eingestellt, fanden nun zusätzlich eine Frau als Psychiaterin und Therapeutin vor. Sie erwarteten die Injektion nach der SKAT-Methode oder zumindest ein Medikament. Stattdessen entwickelte sich erst einmal ein Gespräch. Wir stellten uns vor und begründeten unsere gemeinsame Anwesenheit. Die hochintensive Sitzung, die eine urologische Untersuchung, eine urologische und sexual-medizinische Anamnese, einen psychischen Befund, Diagnosefindung, Therapievorschläge und evtl. Motivationsarbeit für ein gemeinsames Gespräch mit der Partnerin einschloß, empfanden die Patienten als entlastend, zumal sie – meist das erste Mal – über ihre Probleme sprechen konnten. Das Wiederauftreten von Kastrationsängsten, das man vermuten könnte, war unserer Erfahrung zufolge nicht gegeben. Auch die Paargespräche erwiesen sich als entlastend und häufig motivierend für eine gemeinsame Psychosexualtherapie, sofern keine destruktive Partnerschaft bestand. Die wenigsten Männer wußten über den Zusammenhang zwischen organischer Beeinträchtigung und psychischer Belastung Bescheid. Die meisten standen unter einem extremen, rigorosen Leistungsdruck. Sie vertrauten der technischen Machbarkeit mehr als ihrer Fähigkeit, ein emotionales Risiko einzugehen und sich gefühlsmäßig neu zu orientieren.

Somatische Behandlungsmöglichkeiten: Bei leichter bis mittelgradiger Erektionsstörung wird als Initialtherapie (nach Prüfung der Ätiopathogenese) Yohimbin empfohlen. Das Präparat kann, wie inzwischen einige Studien ergaben, eine Verbesserung der ED bewirken (*Köhler* et al., 1996). Testosteronpräparate sind wegen der Gefahr des Wachstums von benignen und malignen Prostatatumoren abzulehnen und nur bei echtem Testosteronmangel (z. B. Hypogonadismus) einzusetzen. Die Probleme der Medikation von Stickoxid befinden sich noch in der Untersuchungsphase. Als eine andere, nichtinvasive Erektionshilfe wird die Vakuumpumpe empfohlen. Sie ist vor allem für Patienten gedacht, die invasive Methoden ablehnen oder bei denen sie kontraindiziert sind. Invasive Therapieverfahren, wie die Revaskularisation nach *Haury* oder Schwellkörperimplantate bleiben dem eng begrenzten Indikationsbereich von schweren organischen Schäden vorbehalten.

Die seit 15 Jahren am meisten diskutierte und durchgeführte invasive Behandlungstechnik ist die Injektion in den Schwellkörper mittels eines vasoaktiven Medikaments, meist Prostaglandin E1. Nach Mischung des Pulvers mit dem Lösungsmittel, nach dem Kanülenwechsel, nach Aufziehen der Lösung und nach Desinfektion, was ein geübter Patient innerhalb einer Minute zustandebringen kann, spritzt er sich die Lösung in die dafür vorgesehene Stelle seines Schwellkörpers. Es dauert ca. 5–10 Minuten, bis eine vollständige Erektion eintritt, die 30 Minuten bis 2 Stunden und länger anhält. Die Dosismenge wird individuell ermittelt. Der Patient wird ausführlich über Wirkungsweise und Nebenwirkungen informiert und technisch trainiert.

Wegen der Gefahr der Fibrosierung darf er das Präparat nur einmal in der Woche spritzen. Priapismus, als weitere wichtige Nebenwirkung, kann ebenfalls Fibrosen hervorrufen. SKAT hat einen engbegrenzten Indikationsbereich, sofern er sich auf eindeutig organische Störungen beschränkt: neurogene und hämodynamische Störungen, beispielsweise bei Multipler Sklerose, Querschnittslähmung, Diabetes mellitus. Kontraindikationen sind schwere kardiovaskuläre Erkrankungen, schwere Leber- und Niereninsuffizienz, Immunsupression, Unzuverlässigkeit des Patienten und psychogene Ursachen.

Problematisch wird es dann, wenn Urologen, Therapeuten und Patienten der Verführung durch technische Machbarkeit erliegen. Bei bedenkenloser Abgabe der Spritze ohne ausreichende Wissensvermittlung kann der Patient noch schneller in die Gefahr geraten, sich zu oft zu spritzen und damit durch Fibrosen endgültig impotent zu werden.

In wissenschaftlichen Beiträgen wird immer wieder betont, wie wichtig es ist, die Partnerin mit einzubeziehen. Dies ist in der Praxis leider selten der Fall. Meiner Erfahrung nach ist eine gute Compliance bei Partnerinnen dann gegeben, wenn eine eindeutige organische Ursache für die ED vorliegt. Das Paar lernt es, die Injektion in ihr sexuelles Zusammenspiel einzufügen.

Viele Patienten spritzen sich jedoch ohne Wissen der Partnerin, weil sie von deren Ablehnung überzeugt sind und Auseinandersetzungen vermeiden möchten. Sie denken, daß das Problem nur bei ihnen liegt und daß sie es selbst lösen müssen. Ihre sexuelle Aktivität und Intaktheit erscheint ihnen für den Erhalt ihrer Partnerschaft wichtiger als andere Qualitäten (vgl. *Langer* und *Hartmann,* 1992). Außerdem stärkt SKAT wieder ihr Selbstvertrauen – anfangs.

Unter welchen psychischen Bedingungen (außer den eindeutig organischen Ursachen) ist nun die Anwendung von SKAT überhaupt sinnvoll? Soll man sie als Intervalltherapie oder als positiv selbstverstärkendes Starterlebnis empfehlen? Bei alten Patienten eher, bei jungen überhaupt nicht? Männer welcher Persönlichkeitsstruktur akzeptieren SKAT, welche lehnen sie ab? Je nach Ausbildung und Einstellung, je nach Untersuchungsmethodik und Zuweisungsmodus werden verschiedene Antworten gefunden (vgl. *Virag* et al., 1991; *Langer* und *Hartmann,* 1992; *Sigusch,* 1996).

In meiner Praxis sehe ich immer wieder Patienten, die den Wunsch haben, die Spritze absetzen zu wollen. Sie nutzen die (scheinbare) Sicherheit, die ihnen die Spritze verleiht, aber ihre verunsicherte männliche Identität bleibt bestehen. Sie empfinden dabei: „Kalte Erektion, die Empfindung geht nicht bis zur Spitze. Der Penis ist leblos, wie ein Stück Holz, zu starr und aufgebläht. Der Penis kann die Reize von außen nicht aufnehmen, das Gefühl kommt nicht mit. Er hat gleichsam Werkzeugcharakter. Die Osmose des Aufnehmens und Abgebens geschieht nicht. Die Erektion ist zu schnell da und hält zu lange an. Die Ejakulation ist manchmal nur manuell erreichbar, weil die Reizung durch die Vagina nicht ausreicht."

So geraten Patienten und Therapeuten in ein Dilemma: Einserseits soll die Psychosexualtherapie durch systematische Desensibilisierung die Versagensangst mit deren Kontrollmechanismen reduzieren und damit von der Zentrierheit auf den Penis wegführen. Andererseits fixieren sich die Patienten jedoch durch die SKAT-Methode gerade auf die Funktion des Penis und kontrollieren ihn. Der sensible Balanceakt wird gestört: Das sichere Pendeln zwischen den Phantasien, den Empfindungen des Körpers und der Hingabe an die Partnerin wird durch die überzogene Konzentration auf den Penis beinträchtigt.

Das „Ich kann, wenn ich will", was vor allem handlungsorientierte, im Entweder-oder-Denken geübte Patienten vertreten, ist im Falle der ED wirkungslos. So ist wohl auch die Verführung durch Machbarkeit mittels SKAT zu erklären, denn die betreffenden Patienten wollen auf keinen Fall die Kontrolle verlieren. Patienten, die auch in anderen Lebensbereichen selbstunsicher sind und zu Suchtverhalten (Alkohol, Computersex) neigen, geraten noch häufiger in eine psychische Abhängigkeit. Unterstützt und wesentlich verstärkt in ihrer Fixierung auf den jederzeit einsetzbaren Penis werden sie durch den Leistungsdruck der Medien. Wenn Liebe im Film, im Fernsehen oder in der Literatur dargestellt wird, dann ist sie meist mit grandioser Sexualität eines allzeit bereiten Paares verbunden.

Die Auswirkungen des Einsatzes von SKAT zeigen, wie wichtig interdisziplinär durchgeführte Untersuchungen, integrierte Konzepte und Vorgehensweisen sind, wie wichtig es ist, immer wieder auf die begrenzte Indikation von SKAT hinzuweisen.

Literatur

Arentewicz G, Schmidt G (Hrsg) (1993) Sexuell gestörte Beziehungen. Enke, Stuttgart

Gnirss-Bormet R, Sieber M, Buddeberg C (1995) Sexualmedizinische Diagnostik und Therapie von Erektionsstörungen in einer Spezialsprechstunde. Z Sexualforsch 8: 12–23

Köhler LD, Borelli S, Vogt HJ (1995) Yohimbin-HCL in der Behandlung von Erektionsstörungen. Sexologie 3 (3): 209–217

Köhler LD, Vogt HJ (1996) Zentrale Mechanismen der penilen Erektion. Sexologie 3 (3): 145–154

Langer D, Hartmann U (1992) Psychosomatik der Impotenz. Enke, Stuttgart

Sigusch V (1996) Organtherapien bei sexuellen Funktionsstörungen. In: Sigusch V: Sexuelle Störungen und ihre Behandlung. Thieme, Stuttgart

Schwarzer U, Kropp W, Kockott G, Poland D (1992) Befragung der Partnerin bei erektiler Impotenz. Sexualmedizin 1

Virag R et al (1991) Intra cavernosus self-injection of vasoactive drugs in the treatment of impotence: 8 years experience with 615 patients. J Urol 145: 287–293

Sachverzeichnis

Autorenverzeichnis

Bullinger, Monika, Professor Dr. med., Abteilung für Medizinische Psychologie des Universitätskrankenhauses Hamburg-Eppendorf, Kollaustraße 67–69/B, D-22529 Hamburg

Heiser, Kristina, Dr. hum. biol. Dipl.-Psych., Hegelstraße 15, D-30625 Hannover

Kemper, Johannes C., Dr. med., Bauerstraße 15, D-80796 München

Kockott, Götz, Professor Dr. med., Psychiatrische Klinik und Poliklinik der Technischen Universität München, Ismaninger Straße 22, D-81675 München

Landerer-Hock, Christine, Dr. phil. Dipl.-Psych., Simone-Ferber-Straße 4, D-82327 Tutzing

Pickl, Ulrich, Dr. med., Urologische Klinik und Poliklinik der Technischen Universität München, Ismaninger Straße 22, D-81675 München

Poland, Dorette, Dr. med., Richildenstraße 52, D-80639 München

Schmitz, Jürgen Robert, Dipl.-Psych., Tal 21, D-80331 München

Schwarzer, J. Ullrich, Priv.-Doz. Dr. med., Biberstraße 2b, D-85354 Freising

Springer-Kremser, Marianne, Univ.-Prof. Dr. med., Universitätsklinikum für Tiefenpsychologie und Psychotherapie, Währinger Gürtel 18–20, A-1090 Wien

Sydow, Kirsten von, Dr. phil. Dipl.-Psych., Klinik für Psychosomatik und Psychotherapie, Friedrichstraße 33, D-35385 Gießen

Vogt, Hermann-J., Professor Dr. med., Dermatologische Klinik und Poliklinik der Technischen Universität München, Andrologische Abteilung, Biedersteiner Straße 29, D-80802 München

Wiegand, Michael H., Priv.-Doz. Dr. med. Dipl.-Psych., Psychiatrische Klinik und Poliklinik der Technischen Universität München, Ismaninger Straße 22, D-81675 München

Springer-Verlag
und Umwelt

ALS INTERNATIONALER WISSENSCHAFTLICHER VERLAG sind wir uns unserer besonderen Verpflichtung der Umwelt gegenüber bewußt und beziehen umweltorientierte Grundsätze in Unternehmensentscheidungen mit ein.

VON UNSEREN GESCHÄFTSPARTNERN (DRUCKEREIEN, Papierfabriken, Verpackungsherstellern usw.) verlangen wir, daß sie sowohl beim Herstellungsprozeß selbst als auch beim Einsatz der zur Verwendung kommenden Materialien ökologische Gesichtspunkte berücksichtigen.

DAS FÜR DIESES BUCH VERWENDETE PAPIER IST AUS chlorfrei hergestelltem Zellstoff gefertigt und im pH-Wert neutral.

GPSR Compliance

The European Union's (EU) General Product Safety Regulation (GPSR) is a set of rules that requires consumer products to be safe and our obligations to ensure this.

If you have any concerns about our products, you can contact us on ProductSafety@springernature.com

In case Publisher is established outside the EU, the EU authorized representative is:

Springer Nature Customer Service Center GmbH
Europaplatz 3
69115 Heidelberg, Germany

Batch number: 10815964

Printed by Printforce, the Netherlands